DSM-5® セレクションズ

神経発達症群

DSM-5® SELECTIONS　NEURODEVELOPMENTAL DISORDERS
American Psychiatric Association

監訳　髙橋三郎　滋賀医科大学・名誉教授

医学書院

First Published in the United States by American Psychiatric Publishing, A Division of American Psychiatric Association, Arlington, VA. Copyright © 2016. All rights reserved. First Published in Japan by Igaku-Shoin Ltd. in Japanese. Igaku-Shoin Ltd. is the exclusive publisher of Neurodevelopmental Disorders, DSM-5® Selections, first edition, Copyright © 2016 in Japanese for worldwide distribution.
Permission for use of any material in the translated work must be authorized in writing by Igaku-Shoin Ltd.

本原書はバージニア州アーリントンにある米国精神医学会（American Psychiatric Association；APA）の出版局によって発行されたもので，本書の著作権は APA に帰属する．

株式会社医学書院は"Neurodevelopmental Disorders, DSM-5® Selections"（2016 年初版発行，邦訳：DSM-5 セレクションズ　神経発達症群）日本語版の第一発行者（著作権者）であり，世界市場における独占的頒布権を有する．日本語版の内容を使用するには，株式会社医学書院から書面による許諾を得なければならない．

The American Psychiatric Association played no role in the translation of this publication from English to the Japanese language and is not responsible for any errors, omissions, or other possible defect in the translation of the publication.

【免責事項】APA は，本書の日本語訳作成については関与していないため，日本語版における誤字・脱字，その他起こりうる欠陥に関して責任は負いかねる．

※「DSM-5」は American Psychiatric Publishing により米国で商標登録されています．

●本書の訳文は，医学書院発行の下記書籍から抜粋した．

『DSM-5 精神疾患の診断・統計マニュアル』（日本語版用語監修：日本精神神経学会，監訳：髙橋三郎・大野裕，訳：染矢俊幸・神庭重信・尾崎紀夫・三村將・村井俊哉，発行：2014 年 6 月 15 日）
『DSM-5 ガイドブック―診断基準を使いこなすための指針』（監訳：髙橋三郎，訳：下田和孝・大曽根彰，発行：2016 年 6 月 1 日）
『DSM-5 ケースファイル』（監訳：髙橋三郎，訳：塩入俊樹・市川直樹，発行：2015 年 6 月 1 日）
『DSM-5 診断トレーニングブック―診断基準を使いこなすための演習問題 500』（監訳：髙橋三郎，訳：染矢俊幸・北村秀明・渡部雄一郎，発行：2015 年 5 月 15 日）

《DSM-5 セレクションズ》神経発達症群

発　　行　2016 年 9 月 1 日　第 1 版第 1 刷

監　訳　髙橋三郎
　　　　たかはしさぶろう

発行者　株式会社　医学書院
　　　　代表取締役　金原　優
　　　　〒113-8719　東京都文京区本郷 1-28-23
　　　　電話　03-3817-5600（社内案内）

印刷・製本　三美印刷

本書の複製権・翻訳権・上映権・譲渡権・公衆送信権（送信可能化権を含む）は株式会社医学書院が保有します．

ISBN978-4-260-02845-5

本書を無断で複製する行為（複写，スキャン，デジタルデータ化など）は，「私的使用のための複製」など著作権法上の限られた例外を除き禁じられています．大学，病院，診療所，企業などにおいて，業務上使用する目的（診療，研究活動を含む）で上記の行為を行うことは，その使用範囲が内部的であっても，私的使用には該当せず，違法です．また私的使用に該当する場合であっても，代行業者等の第三者に依頼して上記の行為を行うことは違法となります．

JCOPY　〈出版者著作権管理機構　委託出版物〉
本書の無断複製は著作権法上での例外を除き禁じられています．複製される場合は，そのつど事前に，出版者著作権管理機構（電話 03-3513-6969，FAX 03-3513-6979，info@jcopy.or.jp）の許諾を得てください．

【謹告】
本書内容を転載・二次利用する場合には，小社下記連絡先に転載許諾申請を行ってください．また原出版社（American Psychiatric Publishing）との契約により，各診断基準の利用には学会誌への掲載など一部例外を除き一定の著作権使用料が必要となります．あらかじめご了承ください．なお許可なく使用した場合には，著作権侵害とし利用停止等の措置をとらせていただくことがあります．

転載（利用）許諾申請先：医学書院総務管理部出版総務課著作権係
TEL 03-3817-5722　pa@igaku-shoin.co.jp

【序説】

DSM-5 セレクションズへの序

　DSM-5 セレクションズへようこそ．このシリーズの目的は，読者の方々に DSM-5 の各カテゴリーに関連した重要な診断的問題点について学習していただくことである．DSM-5 セレクションズとしての最初のものは，「睡眠-覚醒障害群」「抑うつ障害群」「統合失調症スペクトラム障害および他の精神病性障害群」「食行動障害および摂食障害群」「神経発達症群」および「不安症群」である．このシリーズの各巻には各カテゴリーに含まれている各々の疾患に関係のある診断基準が含まれている．基準は直接"Diagnostic and Statistical Manual of Mental Disorders, Fifth Edition"（邦訳『DSM-5 精神疾患の診断・統計マニュアル』）から採られており，臨床実践にとって，今日得られる最も総合的で，現行における，決定的な資料である．さらに，このシリーズの各巻には，"DSM-5 Guidebook—The Essential Companion to the Diagnostic and Statistical Manual of Mental Disorders, Fifth Edition"（邦訳『DSM-5 ガイドブック—診断基準を使いこなすための指針』），"DSM-5 Clinical Cases"（邦訳『DSM-5 ケースファイル』），"DSM-5 Self-Exam Questions—Test Questions for the Diagnostic Criteria"（邦訳『DSM-5 診断トレーニングブック—診断基準を使いこなすための演習問題500』）からの抜粋も加えられている．その結果，シリーズの各巻は，DSM-5 疾患の各々のカテゴリーへの特色ある導入，および DSM-5 疾患について自己の知識をテストする機会を提供している．

　『DSM-5 ガイドブック』は臨床家や研究者に DSM-5 疾患へと道案内する地図として役立つ．この本は，精神保健の専門家に改訂された診断基準をどのように使用するかを教えることにより DSM-5 の内容を解説し，また，臨床的使用のための実践的内容を提供している．この本は，DSM-Ⅳ-TR から DSM-5 への変更という，基準の臨床的適用にとって最も意味のある影響を与えたことに焦点を合わせることで，DSM-5 診断カテゴリーの新鮮な展望を提供している．

『DSM-5 ケースファイル』はある1つのカテゴリーに含まれている疾患の診断基準の実例を示す，さまざまな患者症例を示すものである．『DSM-5 ケースファイル』は，教員，学生，臨床家にとって，DSM-5 を生きたものに変える．この本は，症状，重症度，併存症，発症年齢と進展，各疾患にまたがるディメンション，さらに性別や文化的背景を含んで読者が診断概念の理解を深めることに役立つ．

『DSM-5 診断トレーニングブック』に収められた演習問題は，DSM-5 への概念的変更，診断に関する特定の変更，および診断基準について，読者の知識をテストするよう執筆されている．各問題には短い解答があり，各々の正答の根拠を説明しており，診断分類，一組の基準，診断，コード，重症度，文化，年齢，性別についての重要な情報を含んでいる．これらの問題はさまざまな試験の準備に役立つ．

この DSM-5 セレクションズは抜粋をした DSM-5 や他の本の代わりになるよう意図したものではない．むしろ，このシリーズは，読者に特定の疾患カテゴリーに直接関連するよう選択された鍵となる資料を与えるものである．ある特定の疾患またはその疾患群のカテゴリーについて，読者が，より広い情報が必要だと感じた場合，American Psychiatric Publishing（APP）の出版物または臨床マニュアルを参照してほしい．APP の全出版物リストは www.appi.org で見ることができる．

Robert E. Hales, M.D.
Editor-in-Chief

はじめに

　神経発達症群の診断分類に含まれる疾患は，小児期または青年期に現れ，学校から一般社会までの状況にわたって正常な対人関係に重要な行動に悪い影響を与える．神経発達症群のいくつか，例えば知的能力障害は複数の領域に影響を及ぼすが，他の疾患，例えば限局性学習症や運動症では，その影響はより限定的である．これら疾患のいくつかの簡単な要約を示す．

　知的能力障害（知的発達症）は神経発達症の1つであって同じ年齢や性別および同じ言語と社会文化的背景をもつ仲間と比較して，知的能力および適応機能の両面での欠陥によって特徴づけられる．

　DSM-5の**コミュニケーション症群**という疾患分類は，1つの社会に共有されている言語的，非言語的，および他の図形的象徴システムを，受ける，送る，処理する，把握する子どもの能力に影響をもつ一連の障害である．**社会的（語用論的）コミュニケーション症**はDSM-5の新しいカテゴリーで，言語の語用論的側面に基本的困難をもつ子どもたちのことである．

　自閉スペクトラム症は，DSM-Ⅳ-TRで分けられていた以下の疾患が今回，1つの疾患にまとめられた：すなわち，自閉性障害，アスペルガー障害，小児期崩壊性障害，および特定不能の広汎性発達障害（非定型自閉症を含む）である．自閉症は，本来，まれなものであると思われていたが，米国における有病率は現在88人に1人と見積もられている．

　注意欠如・多動症は，発達的に不適切な持続性の問題，つまり不注意および/または過剰な運動性不穏および/または衝動性が機能するうえでの妨げとなっていることによって特徴づけられる．子どもの6〜7%が注意欠如・多動症の基準を満たす症状をもっていると見積もられ，成人の約5%もこの疾

Abbeduto L, Ozonoff S, Thurman AJ, et al.: "Neurodevelopmental Disorders," in *The American Psychiatric Publishing Textbook of Psychiatry*, 6th Edition. Edited by Hales RE, Yudofsky SC, Roberts LW. Washington, DC, American Psychiatric Publishing, 2014, pp. 229-272 より許可を得て改変転載

患に罹っているかもしれない.

　限局性学習症は読むこと,書くこと,または算数/数学的推論に持続的困難のあることが必要であり,発達期に現れ学業成績,職業機能,または日常生活に有意の負の影響を及ぼす.**常同運動症**は無目的に起こる反復性行動で,それらが意味のある苦痛と障害を伴うということで特徴づけられた病態である.チック障害にはいくつかの診断カテゴリーがある:トゥレット症の診断は1%未満と見積もられるが,慢性チック疾患群についての診断はより多い.

　神経発達症群のカテゴリーのいくつかについての短い記述からわかるように,これらの疾患の正確な診断には,系統的で完全な評価および,しばしば,信頼性と妥当性のある診断用具を用いることが必要である.このセレクションズでは,これら診断カテゴリーの各々について,DSM-5に書かれている詳細が用いられている.このシリーズでは,また,適切な診断の決定のための指針となり,サービスの提供者の知識をテストする資料も示すこととし,さらに,これら一連の疾患の主な特徴に光を当てるような症例要約を示すこととする.

●DSM-Ⅳ-TRからDSM-5への変更の要点

　DSM-Ⅳの診断基準と本文に加えられた変更は,DSM-5の分類にあげられた順にしたがって概説される.これは完全な指針ではなく,本文および用語の小変更はここに書かれていない.また,DSM-5第Ⅰ部にはDSM-5の章の構成に加えられた変更,多軸評定,および,ディメンション方式の評定(第Ⅲ部の)の紹介の記述があることも注意すべきである.

■用語

　一般の医学的疾患という用語はDSM-5では,すべての疾患にわたって関連する箇所で**他の医学的疾患**に置き換えられている.

■知的能力障害(知的発達症)

　知的能力障害(知的発達症)の診断基準では,認知的能力(IQ)と適応機能の両方の評価が必要であることが強調される.重症度はIQ得点よりも適応機能によって決定される.**精神遅滞**という用語がDSM-Ⅳで使用された.しかし,知的能力障害という用語がこの20年の間に医学,教育学および他の専門家の間で,さらに一般大衆やその擁護団体によっても,一般的に

使用されるに至っている．さらに，米国の連邦制定法（公法111-256，ローザ法）では，精神遅滞という用語を知的能力障害に改訂した．名称の変更にもかかわらず，発達期に始まる認知能力の欠陥とそれに付随する診断基準は，1つの精神疾患を構成すると考えられている．知的発達症という用語は，WHOの分類方式を反映して，かっこ内に記されており，国際疾患分類（ICD：第11改正，ICD-11は2017年以降に発刊される予定）では，**障害を**使用しており，すべての**能力障害**は，機能，障害，健康の国際分類（ICF）に基づいている．ICD-11は数年間は採用されない予定なので，知的能力障害が今日好ましい用語として選ばれ，かっこ内に将来へのつなぎ用語として付記された．

■ コミュニケーション症群

DSM-5のコミュニケーション症群には**言語症**（DSM-Ⅳの表出性言語障害と受容-表出混合性言語障害を合わせたもの），**語音症**（音韻障害に対する新しい名称），および**小児期発症流暢症**（吃音）が含まれる．さらに**社会的（語用論的）コミュニケーション症**という言語的および非言語的コミュニケーションの社会的使用における持続的困難という新しい疾患も含まれている．社会的コミュニケーションの欠陥は**自閉スペクトラム症**（ASD）の1つの構成要素であるので，社会的（語用論的）コミュニケーション症は制限された反復的な行動，関心，活動の存在下では，診断することができないことに注意するのが重要である．DSM-Ⅳの特定不能の広汎性発達障害の診断を持つ患者の中の幾人かは，症状が社会的（語用論的）コミュニケーション症のDSM-5基準を満たすかもしれない．

■ 自閉スペクトラム症

自閉スペクトラム症はDSM-5での新しい名称であり，以前の別個の疾患4つは実際には，2つの中核的な領域における症状の重症度の異なったレベルにある1つの病態であるという科学的合意を反映している．自閉スペクトラム症は現在，以前のDSM-Ⅳの自閉性障害，アスペルガー障害，小児期崩壊性障害，特定不能の広汎性発達障害（非定型自閉症を含む）のすべてを包括している．自閉スペクトラム症には次のような特徴がある

1) 社会的コミュニケーションと社会的対人関係の欠陥
2) 制限された，反復性の行動，関心，および活動（RRBs）

2つの要素は自閉スペクトラム症の診断に必要であり，RRBsが存在しな

い場合は社会的（語用論的）コミュニケーション症と診断される．

■ **注意欠如・多動症**

注意欠如・多動症の診断基準は DSM-IV のそれと類似している．DSM-IV と同一の 18 症状が使用され，それらは，引き続き 2 つの症状領域に分けられ（不注意と多動性/衝動性），1 つの領域には少なくとも 6 つの症状がその診断に必要である．しかし，DSM-5 ではいくつかの変更がなされた．

1) 生涯を通して適用されることを促進するよう，その基準には例が追加された
2) 各状況における「いくつかの」症状についてはすべての状況にわたって必要であることが強調された
3) 発症の基準が「障害を起こした症状は 7 歳以前に存在していた」から「不注意または多動性/衝動性の症状のいくつかが 12 歳になる前から存在していた」に変更された
4) 下位分類は従来の下位分類を直接区分して示すような表現型の特定用語に置き換えられた
5) 自閉スペクトラム症の併存診断が許容された
6) 症状の閾値は，成人用では，臨床的に意味のある注意欠如・多動症のはっきりした証拠を反映して，不注意についても多動性/衝動性についても，若年者には 6 つである代わりに 5 つの症状が注意欠如・多動症に必要であると変更された

最後に，注意欠如・多動症は，脳の発達が注意欠如・多動症と相関しており，「通常，幼児期，小児期，または青年期に初めて診断される障害」のすべての診断を含む DSM-IV の章を DSM-5 では廃止する決定を反映するよう，神経発達症群の章のなかに位置づけられている．

■ **限局性学習症**

限局性学習症は，DSM-IV の読字障害，算数障害，書字表出障害，特定不能の学習障害の診断を合わせたものである．読字，書字表出，算数の領域における学習上の欠陥はともに起こるのが一般的であるので，各領域における欠陥の型についての特定用語のコードが含まれている．読字の欠陥の特定の型は国際的には失読症，算数の欠陥の特定の型は失算症と，さまざまに記述されている．

■ 運動症群

　以下の各運動症が DSM-5 の神経発達症群の章に含まれている：**発達性協調運動症，常同運動症，トゥレット症，持続性（慢性）運動または音声チック症，暫定的チック症，他の特定されるチック症，および特定不能のチック症**である．チックの基準はこの章のこれらの疾患を通して標準化された．常同運動症はより明確に身体に集中した反復性の行動障害から鑑別されたが，後者は DSM-5 の「強迫症および関連症群」の章で説明されている．

目次

DSM-5 セレクションズへの序　v
はじめに　vii

第1章　DSM-5 診断基準とその解説　　1

『DSM-5 精神疾患の診断・統計マニュアル』より

知的能力障害群　5
- 知的能力障害（知的発達症/知的発達障害）　5
- 全般的発達遅延　15
- 特定不能の知的能力障害（特定不能の知的発達症/特定不能の知的発達障害）　16

コミュニケーション症群/コミュニケーション障害群　16
- 言語症/言語障害　17
- 語音症/語音障害　20
- 小児期発症流暢症（吃音）/小児期発症流暢障害（吃音）　23
- 社会的（語用論的）コミュニケーション症/社会的（語用論的）コミュニケーション障害　26
- 特定不能のコミュニケーション症/特定不能のコミュニケーション障害　29

自閉スペクトラム症/自閉症スペクトラム障害　29
- 自閉スペクトラム症/自閉症スペクトラム障害　29

注意欠如・多動症/注意欠如・多動性障害　44
- 注意欠如・多動症/注意欠如・多動性障害　44
- 他の特定される注意欠如・多動症/他の特定される注意欠如・多動性障害　55

- ■特定不能の注意欠如・多動症/特定不能の注意欠如・多動性障害　**55**

限局性学習症/限局性学習障害　56
- ■限局性学習症/限局性学習障害　**56**

運動症群/運動障害群　69
- ■発達性協調運動症/発達性協調運動障害　**69**
- ■常同運動症/常同運動障害　**74**
- ■チック症群/チック障害群　**79**
- ■他の特定されるチック症/他の特定されるチック障害　**86**
- ■特定不能のチック症/特定不能のチック障害　**86**

他の神経発達症群/他の神経発達障害群　87
- ■他の特定される神経発達症/他の特定される神経発達障害　**87**
- ■特定不能の神経発達症/特定不能の神経発達障害　**87**

第2章　診断基準を使いこなすための指針　89

『DSM-5 ガイドブック―診断基準を使いこなすための指針』より

知的能力障害群　95
- ■知的能力障害（知的発達症/知的発達障害）　**95**
- ■全般的発達遅延　**98**
- ■特定不能の知的能力障害（特定不能の知的発達症/特定不能の知的発達障害）　**99**

コミュニケーション症群/コミュニケーション障害群　99
- ■言語症/言語障害　**100**
- ■語音症/語音障害　**101**
- ■小児期発症流暢症（吃音）/小児期発症流暢障害（吃音）　**101**
- ■社会的（語用論的）コミュニケーション症/社会的（語用論的）コミュニケーション障害　**103**
- ■特定不能のコミュニケーション症/特定不能のコミュニケーション障害　**104**

自閉スペクトラム症/自閉症スペクトラム障害　105
- ■自閉スペクトラム症/自閉症スペクトラム障害　**105**

注意欠如・多動症/注意欠如・多動性障害　110
■注意欠如・多動症/注意欠如・多動性障害　110
■他の特定される注意欠如・多動症/他の特定される注意欠如・多動性障害，特定不能の注意欠如・多動症/特定不能の注意欠如・多動性障害　116

限局性学習症/限局性学習障害　117
■限局性学習症/限局性学習障害　117

運動症群/運動障害群　120
■発達性協調運動症/発達性協調運動障害　120
■常同運動症/常同運動障害　122
■チック症群/チック障害群　123
■トゥレット症/トゥレット障害　123
■持続性（慢性）運動または音声チック症/持続性（慢性）運動または音声チック障害　125
■暫定的チック症/暫定的チック障害　126
■他の特定されるチック症/他の特定されるチック障害，特定不能のチック症/特定不能のチック障害　127

他の神経発達症群/他の神経発達障害群　129
■他の特定される神経発達症/他の特定される神経発達障害，特定不能の神経発達症/特定不能の神経発達障害　129
■Key Points　130

第3章　症例集　133

『DSM-5 ケースファイル』より

■イントロダクション　134
■CASE 1　自閉症に関するセカンドオピニオン　136
■CASE 2　かんしゃく気質　141
■CASE 3　学習困難　144
■CASE 4　学校での問題　148
■CASE 5　落ち着きがなく，注意散漫　152

第4章 演習問題　157

『DSM-5 診断トレーニングブック―診断基準を使いこなすための演習問題 500』より

- 問題編　**158**
- 解答編　**186**

索引　**217**

本書において DSM-5 日本語版本体の参照頁が示される場合，『DSM-5 精神疾患の診断・統計マニュアル』は「マニュアル ➡ ○頁」，『DSM-5 精神疾患の分類と手引』は「手引 ➡ ○頁」とそれぞれ略称を用いた．

第 **1** 章

DSM-5 診断基準とその解説

『DSM-5 精神疾患の診断・統計マニュアル』より

神経発達症群とは，発達期に発症する一群の疾患である．この障害は典型的には発達期早期，しばしば小中学校入学前に明らかとなり，個人的，社会的，学業，または職業における機能の障害を引き起こす発達の欠陥により特徴づけられる．発達の欠陥の範囲は，学習または実行機能の制御といった非常に特異的で限られたものから，社会的技能または知能の全般的な障害まで多岐にわたる．神経発達症は以下のようにしばしば他の疾患に併発する．例えば，自閉スペクトラム症をもつ人は知的能力障害（知的発達症）をしばしば併存し，注意欠如・多動症（ADHD）の子ども達の多くはまた，限局性学習症を併存する．いくつかの疾患において，その臨床像には期待される発達の里程標の到達の欠陥および遅延だけでなくその過剰の徴候も含む．例えば，自閉スペクトラム症は，その特徴的な社会的コミュニケーションの欠陥に過剰な反復的行動，限局した興味，および同一性保持を伴った場合にのみ診断される．

　知的能力障害（知的発達症）は，論理的思考，問題解決，計画，抽象的思考，判断，学校での学習，経験からの学習のような全般的精神機能の欠陥によって特徴づけられる．それらの欠陥は，家庭または地域でのコミュニケーション，社会参加，学業または職業機能，および自立を含めた日常生活の複数の場面における自立，社会的責任の標準を満たすことができないという適応機能の障害をもたらす．全般的発達遅延は，その名前が意味するように，知的機能のいくつかの領域において期待される発達の里程標に到達できない場合に診断される．この診断は知的機能の系統的評価ができない場合に用いられ，幼すぎて標準的な検査を受けられない子ども達が含まれる．知的能力障害は，発達期の後天的な損傷，例えば重度頭部外傷の結果起こるかもしれないが，その場合には神経認知障害の診断も下されるかもしれない．

　コミュニケーション症群には，言語症，語音症，社会的（語用論的）コミュニケーション症，および小児期発症流暢症（吃音）がある．最初の3つの障害はそれぞれ，言語，会話，および社会的コミュニケーションの発達および使用における欠陥で特徴づけられる．小児期発症流暢症は，反復的な音声または音節，子音または母音の延長，単語が途切れること，音の停止，または過剰な身体的緊張を伴って発する言葉を含む．会話の正常な流暢さや発語の運動産出の障害によって特徴づけられる．他の神経発達症のように，コミュニケーション症群は人生の早期に始まり，生涯にわたる機能障害をもた

らすかもしれない．

　自閉スペクトラム症は，対人的相互関係，対人的相互反応で用いられる非言語的コミュニケーション行動，および人間関係を発展・維持，および理解する能力などの欠陥を含み，さまざまな状況における社会的コミュニケーションおよび対人的相互反応の持続的な欠陥によって特徴づけられる．社会的コミュニケーションの欠陥に加えて，自閉スペクトラム症の診断には，行動，興味，または活動における限定的，反復的な様式を必要とする．現在の状態が重大な障害を引き起こしていることが必須であるが，症状は発達とともに変化し，代償的機構により覆い隠されるかもしれないので，診断基準は過去の情報に基づいて満たしているものでもよい．

　自閉スペクトラム症の診断の範囲内で，個々の臨床的特徴は，特定用語（知的障害を伴うか否か，構造的言語の障害を伴うか否か；既知の医学的/遺伝学的または環境的/後天的疾患との関連；他の神経発達症，精神または行動の障害との関連），さらに自閉的特徴を記述する特定用語（最初に気づかれた年齢，確立されていた技能の喪失の有無，重症度）の使用により記録される．これらの特定用語により，臨床医はその診断を個別化し，罹患者のより豊かな臨床的記述を伝えることができる．例えば，以前にアスペルガー障害と診断された多くの人が，現在は言語または知的な障害のない自閉スペクトラム症と診断されるであろう．

　注意欠如・多動症は，不注意，まとまりのなさ，および/または多動性-衝動性が障害レベルに達することにより特徴づけられる神経発達症である．不注意およびまとまりのなさは年齢または発達水準に合わないレベルで，課題を続けられないこと，話を聞いていないように見えること，およびものをなくすことを引き起こす．多動性-衝動性によって，過活動，そわそわすること，席に座っていられないこと，他人の活動を邪魔すること，および待てないことが生じるが，これらの症状は年齢または発達水準に対し過剰である．小児期において注意欠如・多動症は，反抗挑発症および素行症などの"外在化障害"とみなされている障害としばしば重なり合う．注意欠如・多動症はしばしば成人期まで持続し，その結果，社会的，学業的，および職業的機能の障害を伴う．

　神経発達運動症群は，発達性協調運動症，常同運動症，およびチック症群を含む．発達性協調運動症は協調運動技能の獲得や遂行に欠陥があり，日常

生活の活動に支障をきたすほどの不器用および運動技能の緩慢さまたは不正確さとして現れる．常同運動症は，手をパタパタと振る，体を揺する，頭を打ちつける，自分自身を噛む，または叩くといった，反復し，駆り立てられているような，目的のないようにみえる運動をその人がもっている場合に診断される．それらの運動は社会的，学業的，または他の活動を妨げる．もし，それらの行動が自傷を引き起こしている場合は，診断記述の一部として特定されるべきである．チック症群は，運動性または音声チックの存在により特徴づけられ，それは，突発的，急速，反復性，非律動性，常同的な運動性の動きまたは発声である．その持続期間，想定される病因，および臨床所見により，診断される特定のチック症が定義される〔すなわち，トゥレット症，持続性（慢性）運動または音声チック症，暫定的チック症，他の特定されるチック症，および特定不能のチック症〕．トゥレット症は，少なくとも1年以上続いた，複数の運動性および音声チックが存在し，それらの症状が拡大縮小を繰り返す経過をたどる場合に診断される．

　限局性学習症は，その名が示すように，効率的かつ正確に情報を理解し処理する能力に特異的な欠陥を認める場合に診断される．この神経発達症は正規の学校教育の期間において初めて明らかになり，読字，書字，算数の基礎的な学習技能を身につけることの困難さが持続的で支障をきたすほどであることによって特徴づけられる．障害のある学習技能についてのその子の成績は年齢の平均をはるかに下回り，合格水準の成績は並外れた努力を伴った場合のみに達成される．限局性学習症は，知的素質があると確定された人に起こるかもしれないが，それが明らかになるのは学習上の要求または評価方法（例：時間制限のある試験）が生来の知能と代償的手段によって克服できない障壁となっている場合のみである．すべての人にとって，限局性学習症は，職業活動を含むその技能に依存する活動を，生涯にわたって障害することになる．

　神経発達症の診断における特定用語の使用によって，その個人の臨床経過および現在症に関する臨床的記述が豊富になる．発症年齢または重症度評価といった臨床所見を記述する特定用語に加えて，神経発達症には「既知の医学的または遺伝学的疾患，あるいは環境要因に関連する」特定用語が含まれるかもしれない．この特定用語は，その障害の病因における役割を担っているかもしれない要因，および臨床経過に影響するかもしれない要因を記述す

る機会を臨床医に与える．その例としては，脆弱X症候群，結節性硬化症，およびレット症候群といった遺伝性疾患；てんかんのような医学的疾患；および超低出生体重および胎児期のアルコール曝露（胎児性アルコール症候群の徴候がない場合でさえ）などの環境要因が含まれる．

知的能力障害群
Intellectual Disabilities

知的能力障害（知的発達症/知的発達障害）
Intellectual Disability (Intellectual Developmental Disorder)

診断基準

知的能力障害（知的発達症）は，発達期に発症し，概念的，社会的，および実用的な領域における知的機能と適応機能両面の欠陥を含む障害である．以下の3つの基準を満たさなければならない．

A. 臨床的評価および個別化，標準化された知能検査によって確かめられる，論理的思考，問題解決，計画，抽象的思考，判断，学校での学習，および経験からの学習など，知的機能の欠陥．

B. 個人の自立や社会的責任において発達的および社会文化的な水準を満たすことができなくなるという適応機能の欠陥．継続的な支援がなければ，適応上の欠陥は，家庭，学校，職場，および地域社会といった多岐にわたる環境において，コミュニケーション，社会参加，および自立した生活といった複数の日常生活活動における機能を限定する．

C. 知的および適応の欠陥は，発達期の間に発症する．

注：診断用語である**知的能力障害**は，**知的発達障害**というICD-11の診断用語と同義である．本書では**知的能力障害**という用語が使用されているが，他の分類体系との関係を明確にするため，両方の用語が見出しに使用されている．さらに，米国の連邦法規（公法111-256，ローザ法）は，**精神遅滞**を**知的能力障害**という用語に置き換え，学術誌は**知的能力障害**という用語を使用している．したがって，**知的能力障害**は医学，教育，その他の専門職，また一般市民や支援団体により広く使用される用語である．

▶現在の重症度を特定せよ（表1を参照）

317（F70）軽度

318.0（F71）中等度
318.1（F72）重度
318.2（F73）最重度

表1　知的能力障害（知的発達症）の重症度

重症度	概念的領域	社会的領域	実用的領域
軽度	就学前の子ども達において，明らかな概念的な差はないかもしれない．学齢期の子どもおよび成人においては，読字，書字，算数，時間または金銭などの学習技能を身につけることが困難であり，年齢相応に期待されるものを満たすために，1つ以上の領域で支援を必要とする．成人においては，学習技能（読字，金銭管理など）の機能的な使用と同様に，抽象的思考，実行機能（すなわち計画，戦略，優先順位の設定，および認知的柔軟性），および短期記憶が障害される．同年代と比べて，問題およびその解決法に対して，若干固定化された取り組みがみられる．	定型発達の同年代に比べて，対人的相互反応において未熟である．例えば，仲間の社会的な合図を正確に理解することが難しいかもしれない．コミュニケーション，会話，および言語は年齢相応に期待されるよりも固定化されているか未熟である．年齢に応じた方法で情動や行動を制御することが困難であるかもしれない；この困難は社会的状況において仲間によって気づかれる．社会的な状況における危険性の理解は限られている；社会的な判断は年齢に比して未熟であり，そのため他人に操作される危険性（だまされやすさ）がある．	身のまわりの世話は年齢相応に機能するかもしれない．同年代と比べて，複雑な日常生活上の課題ではいくらかの支援を必要とする．成人期において，支援は通常，食料品の買物，輸送手段，家事および子育ての調整，栄養に富んだ食事の準備，および銀行取引や金銭管理を含む．娯楽技能は同年代の者達と同等であるが，娯楽に関する福利や組織についての判断には支援を要する．成人期には，競争して，概念的な技能に重点をおかない職業に雇用されることがしばしばみられる．一般に，健康管理上の決断や法的な決断を下すこと，および技能を要する仕事をうまくこなせるようになることには支援を必要とする．子育てに一般的に支援が必要である．
中等度	発達期を通してずっと，個人の概念的な能力は同年代の人と比べて明らかに遅れる．学齢期前の子どもにおいては，言語および就学前技能はゆっくり発達する．学齢期の子ども達において，読字，書字，算数，および時間や金銭の理解の発達は	社会的行動およびコミュニケーション行動において，発達期を通して同年代と明らかな違いを示す．話し言葉は社会的コミュニケーションにおいて通常，第1の手段であるが，仲間達と比べてはるかに単純である．人間関係の能力は家族や友	成人として食事，身支度，排泄，および衛生といった身のまわりのことを行うことが可能であるが，これらの領域で自立するには，長期間の指導と時間が必要であり，何度も注意喚起が必要となるかもしれない．同様に，すべての家事への参

（つづく）

表1　知的能力障害（知的発達症）の重症度（つづき）

重症度	概念的領域	社会的領域	実用的領域
中等度	学齢期を通してゆっくりであり，同年代の発達と比べると明らかに制限される．成人において，学習技能の発達は通常，初等教育の水準であり，仕事や私生活における学習技能の応用のすべてに支援が必要である．1日の単位で，継続的に援助することが毎日の生活の概念的な課題を達成するために必要であり，他の人がその責任を完全に引き受けてしまうかもしれない．	人との関係において明らかとなり，生涯を通してよい友人関係をもつかもしれないし，時には成人期に恋愛関係をもつこともある．しかし，社会的な合図を正確に理解，あるいは解釈できないかもしれない．社会的な判断能力および意思決定能力は限られており，人生の決断をするのを支援者が手伝わなければならない．定型発達の仲間との友情はしばしばコミュニケーションまたは社会的な制限によって影響を受ける．職場でうまくやっていくためには，社会的およびコミュニケーションにおけるかなりの支援が必要である．	加が成人期までに達成されるかもしれないが，長期間の指導が必要であり，成人レベルのできばえを得るには継続的な支援が通常必要となるであろう．概念的およびコミュニケーション技能の必要性が限定的な仕事には自立して就労できるだろうが，社会的な期待，仕事の複雑さ，および計画，輸送手段，健康上の利益，金銭管理などのそれに付随した責任を果たすためには，同僚，監督者およびその他の人によるかなりの支援が必要である．さまざまな娯楽に関する技能は発達しうる．通常，これらの能力は長期にわたるさらなる支援や学習機会を必要とする．不適応行動がごく少数に現れ，社会的な問題を引き起こす．
重度	概念的な能力の獲得は限られている．通常，書かれた言葉，または数，量，時間，および金銭などの概念をほとんど理解できない．世話する人は，生涯を通して問題解決にあたって広範囲に及ぶ支援を提供する．	話し言葉は語彙および文法に関してかなり限られる．会話は単語あるいは句であることもあれば，増補的な手段で付け足されるかもしれない．会話およびコミュニケーションは毎日の出来事のうち，今この場に焦点が当てられる．言語は解説よりも社会的コミュニケーションのために用いられる．単純な会話と身振りによるコミュニケーションを理解している．家族や親しい人との関係は楽しみや支援の源泉である．	食事，身支度，入浴，および排泄を含むすべての日常生活上の行動に援助を必要とする．常に監督が必要である．自分自身あるいは他人の福利に関して責任ある決定をできない．成人期において，家庭での課題，娯楽，および仕事への参加には，継続的な支援および手助けを必要とする．すべての領域における技能の習得には，長期の教育と継続的な支援を要する．自傷行為を含む不適応行動は，少数ではあるが意味のある数として存在する．

（つづく）

表1 知的能力障害（知的発達症）の重症度（つづき）

重症度	概念的領域	社会的領域	実用的領域
最重度	概念的な技能は通常，記号処理よりもむしろ物理的世界に関するものである．自己管理，仕事，および娯楽において，目標指向的な方法で物を使用するかもしれない．物理的特徴に基づいた照合や分類など，視空間技能が習得されるかもしれない．しかし，運動と感覚の障害が併発していると，物の機能的な使用を妨げるかもしれない．	会話や身振りにおける記号的コミュニケーションの理解は非常に限られている．いくつかの単純な指示や身振りを理解するかもしれない．自分の欲求や感情の大部分を非言語的および非記号的コミュニケーションを通して表現する．よく知っている家族，世話する人，および親しい人との関係を楽しみ，身振りおよび感情による合図を通して，対人的相互反応を開始し，反応する．身体および感覚の障害が併発していると，多くの社会的な活動が妨げられるかもしれない．	日常的な身体の世話，健康，および安全のすべての面において他者に依存するが，これらの活動の一部にかかわることが可能なことがあるかもしれない．重度の身体的障害がなければ，食事をテーブルに運ぶといった家庭での日常業務のいくつかを手伝うこともある．物を使った単純な行動は，いくらかの職業活動参加への基盤となるかもしれないが，それは高水準の継続的な支援を伴った場合である．娯楽的な活動は，例えば音楽鑑賞，映画鑑賞，散歩，あるいは水遊びへの参加などもありうるが，すべてで他者の支援を必要とする．身体および感覚の障害を併発すると，しばしば家庭的，娯楽的，および職業的な活動へ参加すること（見ているだけでない）の障壁となる．不適応行動が，少数ではあるが意味のある数として存在する．

■特定用語

必要とされる支援のレベルを決めるのは適応機能であるため，重症度のレベルはそれぞれIQの値ではなく適応機能に基づいて定義される．さらに，IQ尺度はそのIQ範囲の下限において妥当性が乏しい．

■診断的特徴

知的能力障害（知的発達症）の基本的な特徴は，全般的知能の欠陥（基準A）と，個人の年齢，性別，および社会文化的背景が同等の仲間達と比べて，日常の適応機能が障害されることである（基準B）．発症は発達期の間

である（基準C）．知的能力障害の診断は，臨床的評価，知的機能および適応機能の標準化された検査に基づく．

基準Aは，論理的思考，問題解決，計画，抽象的思考，判断，指導や経験からの学習，および実用的な理解を含む知的機能に言及している．重要な要素としては，言語理解，ワーキングメモリー，知覚推理，定量的推理，抽象的思考，および認知効率がある．知的機能は一般的に，個別施行の精神測定学的妥当性があり，包括的で文化的に適切な，精神測定学的に信頼できる知能検査により測定される．知的能力障害をもつ人は，測定誤差（一般的に+5点）の余白を含めて，その母平均よりも約2標準偏差またはそれ以下である．標準偏差が15および平均が100の検査では，これは65〜75（70±5）の値である．検査結果の解釈や知的能力の評価をするために，臨床的な訓練および判断が必要とされる．

テストの点数に影響を与える可能性がある要因には，練習の効果および"フリン効果"（すなわち，旧式の検査基準による過度な高得点）がある．簡潔な知能スクリーニング検査あるいは集団検査の使用により，妥当性のないIQ得点が出るかもしれない．すなわち，非常に相矛盾する個々の下位検査の得点が全体のIQ得点も妥当性のないものにするかもしれない．検査器具は個々の社会文化的背景および母国語において標準化されなければならない．コミュニケーション，言語，および/または運動または感覚機能のいずれかに影響を及ぼす併発疾患が検査の得点に影響を与えるかもしれない．神経心理学的検査に基づく個別の認知プロフィールは，IQ得点1つだけよりも知的能力を理解するために有用である．そのような検査は相対的な長所と短所の領域を確定するかもしれず，それは学業および職業上の計画のために重要な評価となる．

IQ検査得点は概念的な機能の概算値であるが，実生活の状況における論理的思考および実用的課題の習得度を評価するためには不十分かもしれない．例えば，IQ得点が70以上の人が，社会的な判断，社会的な理解，および適応機能の他の領域において非常に重度の適応行動の問題をもつことがあるので，その人の実際の機能はIQ得点のより低い人と同等であるかもしれない．したがって，IQ検査の結果の解釈においては臨床的な判断が必要である．

適応機能の欠陥（基準B）は，同じ年齢および社会文化的な背景をもつ人

と比較して，個人的自立および社会的責任における集団の標準をどれだけ満たしているかを示している．適応機能は3つの領域，すなわち概念的領域，社会的領域，および実用的領域における適応的な論理的思考についてである．**概念的（学問的）領域**は，特に，記憶，言語，読字，書字，数学的思考，実用的な知識の習得，問題解決，および新規場面における判断においての能力についての領域である．**社会的領域**は，特に，他者の思考，感情，および体験を認識すること；共感；対人的コミュニケーション技能；友情関係を築く能力；および社会的な判断についてである．**実用的領域**は，特に，セルフケア，仕事の責任，金銭管理，娯楽，行動の自己管理，および学校と仕事の課題の調整といった実生活での学習および自己管理についてである．知的能力，教育，動機づけ，社会化，パーソナリティの特徴，職業の機会，文化的な経験，および併発する一般の医学的疾患や精神疾患などが適応機能に影響する．

適応機能は臨床評価，および個別化され，文化的に適切で，精神測定学的に信頼できる評価尺度の両方を用いて評価される．標準化された評価尺度は，本人をよく知っている情報提供者（例：親またはその他の家族，教師，カウンセラー，保育者）および可能な範囲で本人にも使用される．追加の情報源として，教育，発達，医療，および精神保健評価が含まれる．標準化された評価尺度と面接で得られた得点および臨床的判断によって解釈されなければならない．標準化検査が，さまざまな要因（例：感覚の障害，重度の問題行動）のため困難あるいは不可能な場合は，特定不能の知的能力障害の診断がつけられるかもしれない．適応機能は管理された環境（例：刑務所，拘置所）の中で評価するのは困難であるかもしれず，もし可能なら，これらの環境外での適応機能を反映する確証的な情報を得るべきである．

基準Bは，少なくとも適応機能の少なくとも1つの領域─概念的，社会的，または実用的─が著しく障害されているため，学校，職場，家庭，または地域社会の中の1つ以上の生活状況において適切な行動をとるためには継続的な支援が必要である場合に満たされる．知的機能低下の診断基準を満たすためには，適応機能の欠陥が基準Aに記載されている知的な障害に直接関連していなければならない．基準C，つまり発達期における発症は，知的および適応上の欠陥は幼少期または青年期に存在することの確認について言及している．

■診断を支持する関連特徴

　知的能力障害は複数の原因による不均一な疾患である．社会的な判断；危険の評価；行動，感情，または対人関係における自己管理；または学校や職場の環境，などにおける自発性などに関連した困難さがある．コミュニケーション技能の欠如が，秩序破壊的で攻撃的な行動を起こす要因となるかもしれない．社会的状況における純朴さや他者に容易に感化される傾向などのようなだまされやすさは，しばしば１つの特徴である．だまされやすさと危険の気づきにくさにより，他者からの搾取や，犠牲，詐欺，不測の犯罪への関与，虚偽の自白の可能性，さらに身体的および性的虐待の危険がもたらされるかもしれない．これらの関連する特徴は，死刑に関するアトキンズ裁判の審問を含む犯罪事例において重要となることがある．

　精神疾患を併発している知的能力障害の診断を与えられたものは，自殺の危険がある．自殺について考え，自殺企図をして，それによって死亡することもある．したがって，自殺念慮のスクリーニングは評価過程において不可欠である．危険および危機の気づきにくさにより，偶発的な負傷の頻度が増すかもしれない．

■有病率

　知的能力障害の有病率は一般人口全体の約 1% であり，有病率は年齢によって変動する．重度知的能力障害の有病率は，おおむね 1,000 人につき 6 人の割合である．

■症状の発展と経過

　知的能力障害の発症は発達期である．発症年齢および発症時の特有の特徴は，脳機能不全の病因と重症度による．より重度の知的能力障害をもつ人達の中には，2 歳までの間に運動，言語，および対人的里程標の遅れが確認できるかもしれないが，軽度の人は学業の困難さが明らかとなる学齢期まで確認できるようにはならない．過去および現時点の状態において，すべての基準（基準 C を含む）を満たしていなければならない．やがては知的能力障害の診断基準を満たすと思われる状態の 5 歳未満の子どもの中には，全般的発達遅延の診断基準を満たすような欠陥をもっている子どももいる．

　知的能力障害が遺伝子症候群と関連している場合，特有の身体的外見

（例：ダウン症候群でみられるような）があるかもしれない．特定の遺伝子疾患（例：レッシュ-ナイハン症候群）の特徴となる特有の行動のような**行動面の表現型**をもつ症候群もある．後天的な形式で，発達期間に生じた髄膜炎または脳炎あるいは頭部外傷などの疾病の後に突発的に発症するかもしれない．重度の外傷性脳損傷でみられるように，知的能力障害が以前に獲得した認知技能の喪失によって引き起こされている場合，知的能力障害と神経認知障害の両方の診断が下されるかもしれない．

　一般的に知的能力障害は進行性ではないが，特定の遺伝子疾患（例：レット症候群）では悪化する期間があって，後に固定化し，また他の疾患（例：サンフィリッポ症候群）では知的機能が進行性に悪化する．乳幼児期の後，重症度が時間とともに変化することもあるが，一般的に障害は生涯にわたる．経過は潜在する医学的または遺伝子疾患，および併発する疾患（例：聴覚または視覚障害やてんかん）の影響を受けるかもしれない．早期介入および現在行われている介入が，小児期および成人期を通じて適応機能を改善することがある．この結果，もはや知的能力障害の診断が適切でないほど，知的機能に意味のある改善をもたらすこともある．したがって，乳幼児を評価する際には，適切な内容の介入が提供されるまでは知的能力障害の診断を先延ばしにすることが一般的な方法である．年長児や成人では，提供される援助の程度によっては，日常生活のあらゆる活動に十分参加できるようになったり，適応機能の改善を認めるようになったりするかもしれない．診断の評価は，改善した適応技能が安定して般化された新しい技能の獲得によってもたらされたものなのか（その場合，知的能力障害の診断はもはや適切ではないかもしれない），改善が援助の存在や現在行われている介入に伴うものなのか（その場合，知的能力障害の診断がまだ適切であるかもしれない）を判断しなければならない．

■危険要因と予後要因

　遺伝要因と生理学的要因：出生前の病因として，遺伝子症候群（例：1つ以上の遺伝子の配列変異またはコピー数多型，染色体疾患），先天性代謝異常，脳形成異常，母体疾患（胎盤疾患を含む），および環境の影響（例：アルコール，他の薬物，毒物，催奇性物質）があげられる．周産期の要因には，新生児脳症を引き起こすような分娩や出産に関連したさまざまな出来事

がある．出生後の要因には，低酸素性虚血性障害，外傷性脳損傷，感染，脱髄性疾患，けいれん性疾患（例：点頭けいれん），深刻で慢性的な社会的窮乏，および中毒性代謝症候群や中毒（例：鉛，水銀）が含まれる．

■**文化に関連する診断的事項**
　知的能力障害は，あらゆる人種や文化の中で生じる．文化への尊重と知識が評価を通して必要とされ，その人の民族的，文化的，および言語的背景，得られる経験，そして地域や文化的環境の中での適応機能を考慮しなければならない．

■**性別に関連する診断的事項**
　一般的に男性は女性と比べて，知的能力障害の軽度（平均男女比 1.6：1）および重度（平均男女比 1.2：1）のいずれにおいても診断される比率が高い．しかし，性差は報告された研究により大きく変動する．伴性遺伝子要因や男性の脳損傷に対する脆弱性が，一部の性差の原因となるかもしれない．

■**診断マーカー**
　包括的な評価として，知的能力と適応機能の評価，遺伝的および非遺伝的病因の同定，関連する医学的疾患の評価（例：脳性麻痺，けいれん性疾患），そして併発する精神疾患，情動障害，および行動障害の評価などがあげられる．評価の構成には，基本的な出生前および周産期の病歴，三世代にわたる家系図，身体診察，遺伝子検査（例：核型あるいは染色体マイクロアレイ解析および特異的な遺伝子症候群の検査），および代謝性疾患のスクリーニングと神経画像評価が含まれることがある．

■**鑑別診断**
　基準 A，B，および C を満たす場合に限り，知的能力障害の診断を下すべきである．特定の遺伝子疾患や医学的疾患を認めるからといって，知的能力障害の診断を満たすとみなすべきではない．知的能力障害につながる遺伝子症候群は，知的能力障害に併存する診断として記録しておくべきである．
　認知症および軽度認知障害群：知的能力障害は神経発達症に分類され，認知機能の低下によって特徴づけられる神経認知障害群とは区別される．認知

症は知的能力障害に併発するかもしれない（例：アルツハイマー病を発症するダウン症候群の人，あるいは頭部外傷後にさらに認知機能が低下する知的能力障害の人）．そのような症例では，知的能力障害と神経認知障害の両方の診断が与えられるかもしれない．

コミュニケーション症群および限局性学習症：これらの神経発達症はコミュニケーションおよび学習領域に特異的であり，知的および適応的行動の欠陥は示さない．これらは知的能力障害と併存することもある．知的能力障害，およびコミュニケーション症または限局性学習症のすべての基準を満たしていれば，両方の診断が下される．

自閉スペクトラム症：自閉スペクトラム症をもつ人において知的能力障害はよくみられる．自閉スペクトラム症に特有の社会的コミュニケーションと行動の欠陥は，検査手順の理解と遵守を妨げるかもしれず，これによって，知的能力の評価が困難になることもある．自閉スペクトラム症のIQ得点は特に幼児期早期において安定していないため，発達期を通して再評価を行い，自閉スペクトラム症の知的機能を適切に評価することが必須である．

■併存症

知的能力障害では，精神的，神経発達的，医学的，および身体疾患の併発がしばしばみられ，一般人口よりも3～4倍ほど高率にみられる疾患（例：精神疾患，脳性麻痺，およびてんかん）もある．知的能力障害の存在によって，併発している診断の予後と転帰は影響されるかもしれない．コミュニケーション症群，自閉スペクトラム症，および運動，感覚，または他の障害などの関連する障害のため，評価手順の変更を要するかもしれない．易怒性，気分調節不全，攻撃性，摂食の問題，および睡眠の問題といった症状を確認するために，そしてさまざまな地域社会の場面における適応機能を評価するために，本人をよく知っている情報提供者が必要である．

最もよく併発する精神および神経発達症は，注意欠如・多動症，抑うつ障害群と双極性障害群，不安症群，自閉スペクトラム症，常同運動症（自傷行動の伴うもの，または伴わないもの），衝動制御障害，および認知症である．うつ病は，すべての重症度の知的能力障害において発症するかもしれない．自傷行動は迅速な診断上の注意を必要とし，それが常同運動症が別個に診断される根拠になるかもしれない．知的能力障害をもつ人，とりわけ，より重

度な知的能力障害の人は，他者への危害，あるいは器物損壊を含めた攻撃性や秩序破壊的行動を示すことがある．

■他の分類との関係

ICD-11（本書出版時に制作中である）は，人生初期の脳機能不全に関する障害であることを示すために**知的発達障害**という用語を用いている．この障害は ICD-11 では，晩年の認知症（dementia）または神経認知障害に類似した異型症候群が発達期に発症したものとして記載されている．ICD-11 には軽度，中等度，重度，最重度という 4 つの下位分類がある．

米国知的障害発達障害学会（AAIDD）も本書で用いられている用語と同じ意味で**知的能力障害**という用語を用いている．AAIDD の基準はカテゴリー的というよりは多次元的であり，能力低下の構成要素に基づいている．DSM-5 のように特定用語を列挙するのではなく，AAIDD は重症度に基づいた支援という側面を強調している．

全般的発達遅延
Global Developmental Delay

315.8 (F88)

このカテゴリーは，小児期早期には臨床的重症度の妥当性のある評価をすることができない場合に，5 歳未満の人のために用意された．この分類は，ある者が知的機能のいくつかの領域において期待される発達の里程標に合致しない場合に診断され，標準的な検査を受けるには幼すぎる子ども達など知的機能の系統的評価が施行できない人にも適用される．この分類は一定期間をおいて再評価を必要とする．

特定不能の知的能力障害
（特定不能の知的発達症/特定不能の知的発達障害）
Unspecified Intellectual Disability（Intellectual Developmental Disorder）

319（F79）

このカテゴリーは，5歳以上の人が失明や言語習得前の難聴，運動機能障害，重度の問題行動または併発した精神疾患など，関連する感覚または身体障害のために，その場面で実施できる方法でも知的能力障害（知的発達症）の評価が困難または不可能なときに用意された．このカテゴリーは例外的な状況においてのみ使用するべきであり，一定期間をおいて再評価を必要とする．

コミュニケーション症群/コミュニケーション障害群
Communication Disorders

コミュニケーション症群には，言語，会話，およびコミュニケーションの欠陥が含まれる．**会話**は，音の表出性産出であり，個人の構音，流暢性，音声，共鳴の質を含む．**言語**は，形式，機能，および記号（例：話し言葉，手話，書いた言葉，絵）をコミュニケーションのための規則に従ったやり方で慣習的体系を使用することである．**コミュニケーション**は，（意図的にせよ，そうでないにせよ）あらゆる言語的または非言語的行動であって，他者の行動，考え，または態度に影響を与える．会話，言語，およびコミュニケーション能力の評価は，その文化的，言語的状況を考慮して行われなければならないが，特に2つの言語を話す環境で育った人ではそうである．言語発達および非言語的知能の標準化された評価尺度は，文化的および言語的集団に関連していなければならない（すなわち，ある集団のために作成され標準化された検査は，他の集団に適切な基準を提供するとは限らない）．コミュニケーション症群の診断分類は以下のものを含む：言語症，語音症，小児期発症流暢症（吃音），社会的（語用論的）コミュニケーション症，および他の特定されるまたは特定不能のコミュニケーション症群．

言語症/言語障害
Language Disorder

> **診断基準**　　　　　　　　　　　　　　　　　　**315.32（F80.2）**
>
> A. 複数の様式の（すなわち，話す，書く，手話，あるいはその他）言語の習得および使用における持続的な困難さで，以下のような言語理解または言語産出の欠陥によるもの．
>   (1) 少ない語彙（単語の知識および使用）
>   (2) 限定された構文（文法および語形論の規則に基づいた文章を形成するために，単語と語の末尾を配置する能力）
>   (3) 話法（1つの話題や一連の出来事を説明または表現したり，会話をしたりするために，語彙を使用し文章をつなげる能力）における障害
> B. 言語能力は年齢において期待されるものより本質的かつ量的に低く，効果的なコミュニケーション，社会参加，学業成績，または職業的能力の1つまたは複数において，機能的な制限をもたらしている．
> C. 症状の始まりは発達期早期である．
> D. その困難さは，聴力またはその他の感覚障害，運動機能障害，または他の身体的または神経学的疾患によるものではなく，知的能力障害（知的発達症）または全般的発達遅延によってはうまく説明されない．

■**診断的特徴**

　言語症の中心となる診断的特徴は，語彙，構文および話法の理解または産生の欠陥による言語の習得および使用における困難さである．その言語の欠陥は話し言葉によるコミュニケーション，書字によるコミュニケーション，あるいは手話において明らかとなる．言語の学習および使用は，受容性と表出性の両方の技能に左右される．**表出性の能力**とは，声，身振り，または言葉の合図の産出を指し，一方，**受容性の能力**とは，言語による伝達の受容および理解の過程を指す．表出性および受容性の技能はそれらの重症度が異なるかもしれないので，言語技能は表出性と受容性の両方の様式について評価される必要がある．例えば，表出性言語はひどく障害されているのに，受容性言語はほとんど障害されていないこともある．

　言語症は通常，語彙および文法に影響を与え，それらの影響によって話す

能力が制限される．言語症の子どもが初めて単語や語句を話す時期は遅れがちであり，語彙の量は期待されるよりも少なく多様性に欠け，そして文章は文法の誤りを伴ってより短く単純であり，特に過去時制においてそうである．子ども達は意味を推論するのに文脈を用いるのが上手であるかもしれないので，言語理解の欠陥はしばしば過小評価される．換語の問題，貧困な言葉の定義，または類義語，多義語，あるいは年齢や文化にふさわしい言葉遊びにおける不十分な理解もあるかもしれない．新しい単語や文章を記憶することの問題は，文章がだんだん長くなる指示に従うことの困難さ，いくつもの言葉の情報を繰り返すことの困難さ（例：電話番号または買い物リストを覚えること），新しい単語を学習するための重要な技能となりうる初めて聞いた音声の配列を覚えることの困難さ，によって明らかとなる．話法に関する困難さは，重要事項についての十分な情報を提供する能力の低さや，順序立てて語る能力の低さによって示される．

　言語の困難さは，年齢において期待されるものより実質的かつ量的に低い言語能力と，学業成績，職業的能力，効果的なコミュニケーション，あるいは社交上に著しい支障をきたすことによって明らかになる（基準B）．言語症は，その人の病歴，異なる環境（すなわち，家庭，学校，あるいは職場）における直接的な臨床観察，そして重症度評価の指標に用いられる言語能力標準化検査で得られた得点を総合判断することによって診断される．

■診断を支持する関連特徴

　言語症の家族歴があるのをしばしば認める．言語症をもつ人は，たとえ子どもにおいても，限られた言語にうまく合わせる術を身につけることがある．彼らは会話に際して内気または無口のように見えることがある．障害をもつ人は，家族または他の親しい人に対してのみ会話しようとするかもしれない．これらの社会的指標は言語症の診断に役立つものではないが，もしそれが顕著かつ持続的であれば，詳細な言語評価を施行する十分な理由になる．言語症は，特に表出性の欠陥がある場合に，語音症を併発しているかもしれない．

■症状の発展と経過

　言語の習得は，乳児期における習得開始から思春期に明らかとなる成人水

準の能力までの変化にその特徴がある．その変化には，言語のさまざまな次元（音声，単語，文法，物語や説明文，そして会話技能）について年齢による段階的増加と同時的発達がみられる．言語症は発達期早期において生じるが，初期の語彙習得および初期の単語連係には少なからぬ差異があり，この個人差は単一の指標としては後の転帰を十分に予想できるものではない．4歳までには言語能力における個人差は，評価の精度が上がることもあり，安定化し，後の転帰を十分に予想できるようになる．4歳以降に診断された言語症では，言語における得意不得意の個々のプロフィールは発達の経過を通して変化するだろうが，長期間変化がないことが多く，典型的には成人期になっても持続する．

■危険要因と予後要因

受容性の言語に障害がある子どもでは，表現性の障害を主とする子どもよりも予後が悪い．その子どもは治療により抵抗性があり，読解力の困難さがしばしばみられる．

遺伝要因と生理学的要因：言語症は遺伝性が高く，家族が言語障害の病歴をもっていることが多い．

■鑑別診断

言語における正常な差異：言語症は正常発達の変異と鑑別する必要があるが，4歳未満でこの区別をつけることは難しいかもしれない．ある個人の言語障害を評価する際には，言語の地域的，社会的，または文化的／人種的な差異（例：方言）を考慮しなければならない．

聴覚または他の感覚器の障害：聴覚障害は言語障害の主要因として除外される必要がある．言語の欠陥は，聴覚障害，他の感覚器の障害，または会話運動の欠陥と関連している場合がある．言語の欠陥が，通常これらの問題に関連して生じるものよりも過剰である場合，言語症の診断が下されるかもしれない．

知的能力障害（知的発達症）：言葉の遅れは知的能力障害の特徴としてしばしば認められ，子どもが標準化された評価を終えることができるようになるまで，確定的な診断を下してはならない．言語の欠陥が知的な制限よりも明らかに過剰でない限りは，別個に診断は与えられない．

神経疾患：言語症は，てんかんを含む神経疾患（例：後天性失語またはランドウ−クレフナー症候群）に関連して生じることがある．

言語の退行：3歳前の子どもにおける会話および言語の喪失は，自閉スペクトラム症（発達の退行を伴うもの）またはランドウ−クレフナー症候群のような特定の神経疾患の徴候であるかもしれない．3歳を超えた子どもでは言語喪失はけいれんの症状である可能性があり，てんかんの存在を除外するための診断的評価が必要である（例：標準脳波および睡眠脳波）．

■併存症

言語症は，限局性学習症（読み書き，算数），注意欠如・多動症，自閉スペクトラム症，および発達性協調運動症などの他の神経発達症と強く関連している．また，社会的（実用的）コミュニケーション症とも関連している．会話障害または言語症の家族歴がしばしばある．

語音症/語音障害
Speech Sound Disorder

診断基準　　　　　　　　　　　　　　　　　　　　　315.39（F80.0）

A. 会話のわかりやすさを妨げ，または言語的コミュニケーションによる意思伝達を阻むような，語音の産出に持続的な困難さがある．
B. その障害は効果的なコミュニケーションに制限をもたらし，社会参加，学業成績，または職業的能力の1つまたは複数を妨げる．
C. 症状の始まりは発達期早期である．
D. その困難さは，脳性麻痺，口蓋裂，聾，難聴などのような先天性または後天性の疾患，頭部外傷，他の医学的疾患または神経疾患などによるものではない．

■診断的特徴

語音の産出とは，その組み合わせによって話し言葉を作り上げている音素（すなわち，個々の音声）を明瞭に構音することである．語音の産出には，語音についての音韻的知識と，会話のための呼吸と発声をしながら構音器官（すなわち，顎，舌，および唇）の運動を調整する能力の両方が求められる．

語音の産出に困難がある子どもは，語音についての音韻的知識，または会話のための運動を調節する能力に，さまざまな程度の困難があるかもしれない．語音症は，このようにその背景機序が不均一であり，また音韻障害と構音障害を含んでいる．語音の産出がその子どもの年齢および発達段階において期待されるものになっておらず，かつその欠陥が身体的，構造的，神経学的または聴覚的障害の結果として生じているものではない場合に，語音症の診断が下される．定型発達の子どもでは，2歳では会話の50％のみが理解可能であるかもしれないが，4歳では会話の大部分がわかりやすいものでなければならない．

■診断を支持する関連特徴

　言語症，特に表出性の欠陥は語音症に併発する場合がある．会話障害または言語症の家族歴がしばしばみられる．

　もし構音器官を迅速に協調させる能力がその困難の一面であるならば，構音器官および関連する顔面筋を使う技能（それらの技能には，咀嚼すること，閉口を維持すること，および鼻をかむことが含まれる）の獲得にも，遅滞や協調不全の既往がみられることがある．他の面での協調運動が，発達性協調運動症の場合と同様に障害されているかもしれない．**言語統合運動障害**も，会話の産出の問題について使われる用語である．

　会話は，特定の遺伝子疾患（例：ダウン症候群，22番染色体長腕欠損，*FoxP2*遺伝子変異）でもそれぞれ特有の障害のある場合がある．もしそれらが存在する場合，その疾患もコードしなければならない．

■症状の発展と経過

　明瞭かつ正確に語音の産出を学習すること，および連結した会話の流暢な産出を学習することは，発達的な技能である．語音の構音は，標準化された検査の年齢水準に沿った発達様式をたどる．定型発達の子どもが話すことを学んでいるときに，単語や音節を短縮するという発達過程を経過することは珍しくないが，語音の産出の習得が進歩することで，その結果，3歳までには会話がほとんど理解可能なものになってしまっていなければならない．語音症の子どもは，大部分の子ども達が明瞭な単語を産出できる年齢を過ぎても，未熟な音韻の単純化した段階に居続ける．

7歳までには年齢や地域社会の水準に従ってほとんどの語音は明瞭に産出され，ほとんどの単語は正確に発音されなければならない．最もよく間違えて発音される音は，より遅い時期に学ばれる傾向もあるため，"遅れの8音"（l, r, s, z, th, ch, dzh，および zh）と呼ばれる．これらの音は，どの発音違いも8歳までは正常範囲内とみなされる．複数の音が障害されている場合は，それらの音声をほぼすべての子どもが正確に産出できる年齢に達する前に，会話のわかりやすさを進歩させる計画の一部として，その音のいくつかに目標を絞るのが適切かもしれない．舌足らずな発音（すなわち，歯擦音の発音の誤り）は特によくみられ，呼気が前方または側面に出る型と関係していることもある．舌-突出嚥下様式の異常と関連している場合もある．

語音症のほとんどの子どもは治療に良好に反応し，会話の困難は経時的に改善するため，この障害が生涯にわたるものではないかもしれない．しかし，言語症が併存する場合，この会話障害の予後は悪く，限局性学習症を伴う場合もある．

■ 鑑別診断

会話における正常変異：会話における地域的，社会的，または文化的/民族的な差異が，診断を下す前に考慮されるべきである．

聴覚または他の感覚器障害：聴覚障害または聾は会話の異常をもたらす場合がある．語音の産出の欠陥は，聴覚障害，他の感覚器の欠陥，または会話-運動器官の欠陥に関連していることもある．会話の欠陥がこれらの問題に通常伴うものより過剰な場合，語音症の診断が下されるだろう．

構造的欠陥：会話障害は構造的欠陥によることもある（例：口蓋裂）．

構音障害：会話障害は脳性麻痺のような運動症に起因する場合がある．神経学的徴候は，独特な発声の特徴と同様に，語音症から構音障害を鑑別するが，幼い子どもの場合（3歳未満），特に身体運動に障害を認めないまたはごく軽度である場合（例：ウスター-ドラウト症候群），鑑別は困難かもしれない．

選択性緘黙：会話の限定的な使用は選択性緘黙の徴候かもしれず，これは，1つまたは複数の状況や環境で会話がないことで特徴づけられる不安症である．自己の障害についての恥ずかしさから会話障害の子どもが選択性緘黙に進展する場合があるが，選択性緘黙の子どもの多くは，自宅や近しい友

人間など"安心できる"状況下では正常な会話を示す．

小児期発症流暢症（吃音）/小児期発症流暢障害（吃音）
Childhood-Onset Fluency Disorder（Stuttering）

診断基準　　　　　　　　　　　　　　　　　　315.35（F80.81）

A. 会話の正常な流暢性と時間的構成における困難，その人の年齢や言語技能に不相応で，長期間にわたって続き，以下の1つ（またはそれ以上）のことがしばしば明らかに起こることにより特徴づけられる．
　(1) 音声と音節の繰り返し
　(2) 子音と母音の音声の延長
　(3) 単語が途切れること（例：1つの単語の中での休止）
　(4) 聴き取れる，または無言状態での停止（発声を伴ったまたは伴わない会話の休止）
　(5) 遠回しの言い方（問題の言葉を避けて他の単語を使う）
　(6) 過剰な身体的緊張とともに発せられる言葉
　(7) 単音節の単語の反復（例：「I-I-I-I see him」）
B. その障害は，話すことの不安，または効果的なコミュニケーション，社会参加，学業的または職業的遂行能力の制限のどれか1つ，またはその複数の組み合わせを引き起こす．
C. 症状の始まりは発達期早期である〔注：遅発性の症例は 307.0（F98.5）成人期発症流暢症と診断される〕．
D. その障害は，言語運動または感覚器の欠陥，神経損傷（例：脳血管障害，脳腫瘍，頭部外傷）に関連する非流暢性，または他の医学的疾患によるものではなく，他の精神疾患ではうまく説明されない．

■診断的特徴

　小児期発症流暢症（吃音）の基本的特徴は，その人の年齢に不適切な，会話の正常な流暢性と時間的構成の障害である．この障害は，音声または音節の頻繁な反復または延長，および他の型の会話の非流暢性，すなわち単語が途切れること（例：1つの単語の中での休止），聴き取れる，または無言状態での停止（すなわち，発声を伴ったあるいは伴わない会話の休止），遠回しの言い方（すなわち，問題の言葉を避けて他の単語を使う），過剰な身体的

緊張とともに発せられる言葉，および単音節の単語の反復（例：「I-I-I-I see him」）により特徴づけられる．流暢性の障害は，学業的または職業的遂行能力，または対人的コミュニケーションを妨害している．障害の程度は状況に応じて変わり，しばしばコミュニケーションをするために心理的圧力がかかる場面（例：学校で宿題を報告する，就職の面接）でより重度になる．非流暢性は音読，歌唱，生命のない物体や動物に話しかけるときは起こらないことが多い．

■診断を支持する関連特徴

この問題に対する予期不安が生じるかもしれない．本人は会話の機能（例：話の速さを変える，特定の単語や音を避ける）または電話や人前で話すなどの特定の会話の状況を避けることにより非流暢性を回避しようとするかもしれない．この状態の特徴となっていることに加えて，ストレスや不安は非流暢性を悪化させることが示されている．

小児期発症流暢症は運動（例：まばたき，チック，口唇または顔の振戦，頭を振る，息をつく運動，あるいは拳を握りしめる）を伴うことがあるかもしれない．言語流暢性障害をもつ子ども達の言語能力には広がりがみられ，言語流暢性障害と言語能力の関係は明らかではない．

■症状の発展と経過

小児期発症流暢症，または発達性吃音は罹患者の80〜90％が6歳までに発症し，発症年齢の範囲は2〜7歳である．発症は潜行性であることも，より突発性であることもある．典型的には，非流暢性は1つの語句の中の最初の単語，または長い単語の最初の子音の繰り返しをもって徐々に始まる．子どもは非流暢性には気づかないかもしれない．この障害が進行するにつれて，非流暢性はより頻回で妨害的となり，発言の中で最も意味をもつ単語や語句において生じる．子どもが会話の困難に気づくようになると，人前で話すことの回避や短く単純な発言を用いるなど非流暢性や感情的反応を避ける機制が生じてくるかもしれない．縦断研究は65〜85％の子ども達がこの非流暢性から回復し，8歳時の流暢症の重症度が青年期以降の回復または持続を予測することを示している．

■ 危険要因と予後要因

遺伝要因と生理学的要因：小児期発症流暢症をもつ人の生物学的第一度親族における吃音症の危険は，一般人口の3倍以上である．

■ 小児期発症流暢症（吃音）の機能的結果

疾患の特徴であることに加えて，ストレスや不安は非流暢性を悪化させる可能性がある．社会機能の障害は，この不安の結果であるかもしれない．

■ 鑑別診断

感覚器の欠陥：会話の非流暢性は，聴覚障害，または他の感覚器の欠陥，または言語運動の欠陥に伴うかもしれない．会話の非流暢性が，これらの問題に通常伴うものより過剰である場合，小児期発症流暢症の診断が下されるかもしれない．

正常な会話の非流暢性：吃音症は，年少児にしばしばみられる正常な非流暢性から区別されなければならず，これは，単語全体または語句全体の繰り返し（例：「I want, I want ice cream」），不完全な語句，間投詞，音声のない休止，および挿入的な発言を含む．その子どもが大きくなるにつれ，それらの困難の頻度や複雑性が増大するようであれば，小児期発症流暢症の診断が適切である．

医薬品の副作用：吃音は医薬品の副作用として生じる場合があり，医薬品への曝露との時間的関係によって気づかれるかもしれない．

成人期発症の非流暢性：非流暢性が青年期またはそれ以降に出現する場合，それは神経発達症ではなく"成人期発症の非流暢性"である．成人期発症の非流暢性は，特定の神経損傷やさまざまな医学的疾患，精神疾患と関連しており，それらによって特定されるかもしれないが，成人期発症の非流暢性はDSM-5の診断ではない．

トゥレット症：トゥレット症でみられる音声チックと反復的な発声は，その性質や時間的関係によって，小児期発症流暢症の反復的な音声から区別されるべきである．

社会的(語用論的)コミュニケーション症/社会的(語用論的)コミュニケーション障害
Social (Pragmatic) Communication Disorder

> **診断基準**　315.39 (F80.89)
>
> A. 言語的および非言語的なコミュニケーションの社会的使用における持続的な困難さで，以下のうちすべてによって明らかになる.
>   (1) 社会的状況に適切な様式で，挨拶や情報を共有するといった社会的な目的でコミュニケーションを用いることの欠陥
>   (2) 遊び場と教室とで喋り方を変える，相手が大人か子どもかで話し方を変える，過度に堅苦しい言葉を避けるなど，状況や聞き手の要求に合わせてコミュニケーションを変える能力の障害
>   (3) 会話で相づちを打つ，誤解されたときに言い換える，相互関係を調整するための言語的および非言語的な合図の使い方を理解するなど，会話や話術のルールに従うことの困難さ
>   (4) 明確に示されていないこと(例：推測すること)や，字義どおりでなかったりあいまいであったりする言葉の意味(例：慣用句，ユーモア，隠喩，解釈の状況によっては複数の意味をもつ語)を理解することの困難さ
> B. それらの欠陥は，効果的なコミュニケーション，社会参加，社会的関係，学業成績，および職業的遂行能力の1つまたは複数に機能的制限をもたらす.
> C. 症状は発達期早期より出現している(しかし，能力の限界を超えた社会的コミュニケーションが要求されるまでは，その欠陥は完全には明らかにならないかもしれない).
> D. その症状は他の医学的または神経疾患，および言語の構造や文法の領域における能力の低さによるものではなく，自閉スペクトラム症，知的能力障害(知的発達症)，全般的発達遅延，および他の精神疾患ではうまく説明されない.

■診断的特徴

　社会的(語用論的)コミュニケーション症は，語用論，すなわち言語やコミュニケーションの社会的な使用において基礎的な困難さがあることが特徴であり，自然な状況での言語的および非言語的コミュニケーションの社会的

ルールを理解し従うこと，聞き手や状況の要求に合わせて言葉を変えること，および会話や話術のルールに従うこと，の欠陥によって明らかになる．社会的コミュニケーションの欠陥は，効果的な会話，社会参加，社会的な対人関係の発達，学業成績，または職業的遂行能力に機能的な制限をもたらす．それらの欠陥は，言語構造や認知能力の領域における能力の低さではうまく説明されない．

■診断を支持する関連特徴

社会的（語用論的）コミュニケーション症に関連する最もよくみられる特徴は，言語の里程標に到達することに遅れがあったという既往，および（現在はなくても）過去の構造的な言語の問題（本章で前述した「言語症」を参照）によって特徴づけられる言語機能障害である．社会的コミュニケーションに欠陥がある人は社会的なかかわり合いを避ける場合がある．注意欠如・多動症，行動上の問題，および限局性学習症も，この障害をもつ人により多くみられる．

■症状の発展と経過

社会的（語用論的）コミュニケーションは，会話や言語における適切な発達の進歩に左右されるので，社会的（語用論的）コミュニケーション症の診断が4歳未満の子ども達に下されることはあまりない．ほとんどの子どもは，4歳または5歳までに社会的コミュニケーションに特異的欠陥があることがわかるだけの適切な会話および言語能力を身につけるであろう．この障害の軽症型は，言語や社交的交流がより複雑になる青年期早期まで明らかにならないかもしれない．

社会的（語用論的）コミュニケーション症の転帰はさまざまであり，時間とともに十分に改善する子どももいれば，成人期まで持続する困難さをかかえ続ける子どももいる．しかし著しい改善をした子どもでも，語用論における早期の欠陥は，社会的対人関係や行動，および書字表出のような関連した技術の習得における障害が持続する原因になるかもしれない．

■危険要因と予後要因

遺伝要因と生理学的要因：自閉スペクトラム症，コミュニケーション症

群，または限局性学習症の家族歴が，社会的（語用論的）コミュニケーション症の危険性を増加させると思われる．

■鑑別診断

自閉スペクトラム症：社会的コミュニケーションの欠陥が存在する人では，自閉スペクトラム症の診断を最初に考慮する．自閉スペクトラム症では行動，興味，および活動の限定された/反復的な様式が存在し，社会的（語用論的）コミュニケーション症ではそれらが存在しないことで，この2つの疾患は区別される．自閉スペクトラム症をもつ人には，行動・興味・活動の限局した/反復的な様式を発達早期にのみみられるものがあるため，包括的に病歴を聴取すべきである．過去に限局した興味や反復的な行動が存在したかもしれないので，症状が現在存在しないことで自閉スペクトラム症の診断を除外することにはならないだろう．発達歴の中で，行動，興味，および活動の限定された/反復的な様式のいかなる証拠も明らかにされなかった場合にのみ，社会的（語用論的）コミュニケーション症の診断が考慮されるべきである．

注意欠如・多動症：注意欠如・多動症の基本的欠陥により，社会的コミュニケーションの障害や，効果的なコミュニケーション，社会参加，および学業成績の機能的な制限が引き起こされるかもしれない．

社交不安症（社交恐怖）：社会的コミュニケーション症の症状は，社交不安症の症状と重複する．それらを区別する特徴は症状が始まる時期である．社会的（語用論的）コミュニケーション症では，効果的な社会的コミュニケーションをもったことがない．一方，社交不安症では，社会的コミュニケーションの技能は適切に発達しても対人的相互関係に対する不安，恐怖，および苦痛のためにそれが活用されない．

知的能力障害（知的発達症）および全般的発達遅延：全般的発達遅延や知的能力障害をもつ人では，社会的コミュニケーションの技能が不足しているかもしれないが，社会的コミュニケーションの欠陥が知的な制限を明らかに超えていなければ，独立した診断として下されるべきではない．

特定不能のコミュニケーション症/
特定不能のコミュニケーション障害

Unspecified Communication Disorder

307.9 (F80.9)

このカテゴリーは，臨床的に意味のある苦痛，または社会的，職業的，または他の重要な領域における機能の障害を引き起こすコミュニケーション症に特徴的な症状が優勢であるが，コミュニケーション症，あるいは神経発達症群のいずれかの疾患の診断基準も完全には満たさない場合に適用される．特定不能のコミュニケーション症のカテゴリーは，臨床家が，コミュニケーション症または特定の神経発達症の基準を満たさないとする理由を特定しないことを選択をする場合，およびより特定の診断を下すのに十分な情報がない状況において使用される．

自閉スペクトラム症/自閉症スペクトラム障害

Autism Spectrum Disorder

自閉スペクトラム症/自閉症スペクトラム障害

Autism Spectrum Disorder

診断基準　　　　　　　　　　　　　　　　　　　　**299.00 (F84.0)**

A. 複数の状況で社会的コミュニケーションおよび対人的相互反応における持続的な欠陥があり，現時点または病歴によって，以下により明らかになる（以下の例は一例であり，網羅したものではない；本文参照）．
  (1) 相互の対人的-情緒的関係の欠落で，例えば，対人的に異常な近づき方や通常の会話のやりとりのできないことといったものから，興味，情動，または感情を共有することの少なさ，社会的相互反応を開始したり応じたりすることができないことに及ぶ．
  (2) 対人的相互反応で非言語的コミュニケーション行動を用いることの欠陥，例えば，統合のよくない言語的と非言語的コミュニケーションから，視線を合わせることと身振りの異常，または身振りの理解やその使用の欠陥，顔の表情や非言語的コミュニケーションの完全

な欠陥に及ぶ．
(3) 人間関係を発展させ，維持し，それを理解することの欠陥で，例えば，さまざまな社会的状況に合った行動に調整することの困難さから，想像上の遊びを他者と一緒にしたり友人を作ることの困難さ，または仲間に対する興味の欠如に及ぶ．

▶現在の重症度を特定せよ
重症度は社会的コミュニケーションの障害や，限定された反復的な行動様式に基づく（表2参照）．

B. 行動，興味，または活動の限定された反復的な様式で，現在または病歴によって，以下の少なくとも2つにより明らかになる（以下の例は一例であり，網羅したものではない；本文参照）．
(1) 常同的または反復的な身体の運動，物の使用，または会話（例：おもちゃを一列に並べたり物を叩いたりするなどの単調な常同運動，反響言語，独特な言い回し）．
(2) 同一性への固執，習慣への頑ななこだわり，または言語的，非言語的な儀式的行動様式（例：小さな変化に対する極度の苦痛，移行することの困難さ，柔軟性に欠ける思考様式，儀式のようなあいさつの習慣，毎日同じ道順をたどったり，同じ食物を食べたりすることへの要求）
(3) 強度または対象において異常なほど，きわめて限定され執着する興味（例：一般的ではない対象への強い愛着または没頭，過度に限局したまたは固執した興味）
(4) 感覚刺激に対する過敏さまたは鈍感さ，または環境の感覚的側面に対する並外れた興味（例：痛みや体温に無関心のように見える，特定の音または触感に逆の反応をする，対象を過度に嗅いだり触れたりする，光または動きを見ることに熱中する）

▶現在の重症度を特定せよ
重症度は社会的コミュニケーションの障害や，限定された反復的な行動様式に基づく（表2参照）．

C. 症状は発達早期に存在していなければならない（しかし社会的要求が能力の限界を超えるまでは症状は完全に明らかにならないかもしれないし，その後の生活で学んだ対応の仕方によって隠されている場合もある）．
D. その症状は，社会的，職業的，または他の重要な領域における現在の機

能に臨床的に意味のある障害を引き起こしている．
E. これらの障害は，知的能力障害（知的発達症）または全般的発達遅延ではうまく説明されない．知的能力障害と自閉スペクトラム症はしばしば同時に起こり，自閉スペクトラム症と知的能力障害の併存の診断を下すためには，社会的コミュニケーションが全般的な発達の水準から期待されるものより下回っていなければならない．

注：DSM-Ⅳで自閉性障害，アスペルガー障害，または特定不能の広汎性発達障害の診断が十分確定しているものには，自閉スペクトラム症の診断が下される．社会的コミュニケーションの著しい欠陥を認めるが，それ以外は自閉スペクトラム症の診断基準を満たさないものは，社会的（語用論的）コミュニケーション症として評価されるべきである．

▶該当すれば特定せよ
　知能の障害を伴う，または伴わない
　言語の障害を伴う，または伴わない
　関連する既知の医学的または遺伝学的疾患，または環境要因（コードするときの注：関連する医学的または遺伝学的疾患を特定するための追加のコードを用いること）
　関連する他の神経発達症，精神疾患，または行動障害（コードするときの注：関連する神経発達症，精神疾患，または行動障害を特定するための追加のコードを用いること）
　緊張病を伴う（定義については，他の精神疾患に関連する緊張病の診断基準を参照せよ，マニュアル⊃118頁）〔コードするときの注：緊張病の併存を示すため，自閉スペクトラム症に関連する緊張病 293.89（F06.1）の追加のコードを用いること〕

■記録の手順

既知の医学的または遺伝学的疾患，環境要因，他の神経発達症，精神疾患，または行動障害などと関連のある自閉スペクトラム症では，［疾患，障害，または要因の名称］に関連した自閉スペクトラム症と記録しておくこと（例：レット症候群に関連した自閉スペクトラム症）．重症度は，表2にある2つの精神病理学的領域のそれぞれに対して必要とされる支援のレベルに応じて記録されなくてはいけない（例：「社会的コミュニケーションの欠陥に対して非常に十分な支援を要する，限定された反復的な行動に対して十分

表2　自閉スペクトラム症の重症度水準

重症度水準	社会的コミュニケーション	限局された反復的な行動
レベル3「非常に十分な支援を要する」	言語的および非言語的社会的コミュニケーション技能の重篤な欠陥が，重篤な機能障害，対人的相互反応の開始の非常の制限，および他者からの対人的申し出に対する最小限の反応などを引き起こしている．例えば，意味をなす会話の言葉がわずかしかなくて相互反応をほとんど起こさなかったり，相互反応を起こす場合でも，必要があるときのみに異常な近づき方をしたり，非常に直接的な近づき方のみに反応したりするような人	行動の柔軟性のなさ，変化に対処することへの極度の困難さ，またはあらゆる分野において機能することを著しく妨げるような他の限局された反復的な行動．焦点または活動を変えることへの強い苦痛や困難さ
レベル2「十分な支援を要する」	言語的および非言語的社会的コミュニケーション技能の著しい欠陥で，支援がなされている場面でも社会的機能障害が明らかであったり，対人的相互反応を開始することが制限されていたり，他者からの対人的申し出に対する反応が少ないか異常であったりする．例えば，単文しか話さず，相互反応が狭い特定の興味に限られ，著しく奇妙な非言語的コミュニケーションを行うような人	行動の柔軟性のなさ，変化に対処することへの困難さ，または他の限局された反復的な行動．事情を知らない人にも明らかなほど高頻度に認められ，さまざまな状況で機能することを妨げている．焦点または活動を変えることへの苦痛や困難さ
レベル1「支援を要する」	適切な支援がないと，社会的コミュニケーションの欠陥が目立った機能障害を引き起こす． 対人的相互反応を起こすことが困難であるし，他者からの対人的申し出に対して非定型のまたはうまくいかない反応をするような事例がいくつもはっきりとある．対人的相互反応への興味が低下しているように見えることもある．例えば，完全な文章で話しコミュニケーションに参加することができるのに，他者との会話のやりとりに失敗したり，友人を作ろうとする試みが奇妙でたいていうまくいかないような人	行動の柔軟性のなさが，1つ以上の状況で機能することに著しい妨げとなっている．いろいろな活動相互で切り替えをすることの困難さ．組織化や計画の立案をすることでの問題（自立を妨げている）

な支援を要する」）．「知能の障害を伴う」や「知能の障害を伴わない」の特定は，その次に記録されるべきである．言語の障害の特定はその後に記録されるとよい．もし言語の障害を伴うことを認める場合は，言語機能の現在の程度を記録しなければいけない（例：「言語の障害を伴う―理解できる会話なし」あるいは「言語の障害を伴う―文節のみの会話」）．緊張病を認める場合は，また別に「自閉スペクトラム症に関連する緊張病」と記録しておくこと．

■特定用語

　重症度は状況によって変化し時間とともに変動する場合があるという認識をもちつつ，重症度の特定用語（表2参照）を現在の症候（それはレベル1に達しないかもしれないが）を簡潔に記載するために用いることがある．社会的コミュニケーションの困難さと限定された反復的な行動の重症度は，それぞれ別に評価されるべきである．記述的な重症度区分は，サービスを受ける資格やその提供を決定するために用いられるべきではなく，その区分はその個人の状態水準に応じて，その個人の優先事項と目標についての議論によってのみ作成されうるものである．

　特定用語「知能の障害を伴う，または伴わない」に関しては，自閉スペクトラム症をもつ子どもまたは成人の（しばしば不均等な）知的プロフィールを理解しておくことが，診断的特徴を解釈するうえで必要となる．言語性および非言語性技能をそれぞれ個別に評価することが必要である（例：言語に制限がある人の潜在的な知力を評価するために時間制限のない非言語性検査を用いて）．

　特定用語「言語の障害を伴う，または伴わない」を用いるためには，言語機能の現在の水準が評価され記載されるべきである．「言語の障害を伴う」の具体的な記述の例としては，理解できる会話なし（非言語的），単語のみ，または短文の会話，などがあげられる．さらに「言語の障害を伴わない」の言語水準は，完全な文章で話す，または流暢に会話する，などと記載されるだろう．自閉スペクトラム症では受容言語が表出言語の発達に遅れている場合があるため，受容および表出言語技能は独立して考慮されるべきである．

　特定用語「関連する既知の医学的または遺伝学的疾患，または環境要因」は，その人が既知の遺伝学的疾患（例：レット症候群，脆弱X症候群，ダウン症候群），医学的疾患（例：てんかん），または環境曝露の既往（例：バルプロ酸，胎児性アルコール症候群，超低出生体重児）をもつ場合に使用されるべきである．

　付随する神経発達，精神，または行動上の疾患にも留意しなければならない（例：注意欠如・多動症；発達性協調運動症；秩序破壊的行動・衝動制御・素行症群；不安症群，抑うつ障害群，または双極性障害；チック症またはトゥレット症；自傷；食行動障害，排泄症，または睡眠障害）．

■診断的特徴

　自閉スペクトラム症の基本的特徴は，持続する相互的な社会的コミュニケーションや対人的相互反応の障害（基準A），および限定された反復的な行動，興味，または活動の様式である（基準B）．これらの症状は幼児期早期から認められ，日々の活動を制限するか障害する（基準CとD）．機能的な障害が明らかとなる時期は，その人の特性や環境によって異なるであろう．主要な診断的特徴は発達期の間に明らかとなるが，治療的介入，代償，および現在受けている支援によって，少なくともいくつかの状況ではその困難が隠されているかもしれない．障害の徴候もまた，自閉症状の重症度，発達段階，暦年齢によって大きく変化するので，それゆえに，**スペクトラム**という単語で表現される．自閉スペクトラム症は，以前には早期幼児自閉症，小児自閉症，カナー型自閉症，高機能自閉症，非定型自閉症，特定不能の広汎性発達障害，小児期崩壊性障害，およびアスペルガー障害と呼ばれていた障害を包括している．

　基準Aに規定されているコミュニケーションと対人的相互反応の障害は，広範で持続的なものである．臨床家の観察，養育者による病歴，および可能であれば自己評価などのような多角的な情報源に基づいたものであれば，診断は最も妥当性，信頼性があるものとなる．社会的コミュニケーションにおける言語的および非言語的な欠陥は，その人の年齢，知的水準，および言語能力のみならず，治療歴や現在受けている支援などの要因にも応じてさまざまな現れ方をする．完全に会話が欠如しているものから，言葉の遅れ，会話の理解が乏しい，反響言語，または格式張った過度に字義どおりの言語などまで，多くのものに言語の欠陥が認められる．形式言語技能（例：語彙力，文法）が損なわれていない場合でも，自閉スペクトラム症では相互的な社会的コミュニケーションに対する言語の使用は障害されている．

　対人的-情動的相互関係（すなわち，他者とかかわり，考えや感情を共有する能力）の欠陥はこの障害をもつ年少の子どもで明確に認められ，対人的相互反応の模倣はわずか，または欠如し，情動の共有も欠如しており，他者の行動を開始することも少ないか，または欠如している．何か言語が存在するとき，それはしばしば一方的で，対人的相互性を欠き，意見を言う，感情を共有する，会話をかわすなどというよりはむしろ，要求する，分類することに用いられる．知的能力障害群や言葉の遅れのない成人では，対人的-情

動的相互関係の欠陥が，複雑な社会的手がかり（例：会話にいつどうやって参加するか，何を言ってはいけないか）を処理したり反応したりすることの困難さにおいて最も明確になるかもしれない．いくつかの社会的任務に対して代償的なやり方を獲得した成人でも，新しいまたは支援の得られない状況では苦労し，大多数の人達が直感的に理解する対人的な事柄を意識して想像しようと努力し不安に苦しんでいる．

　対人的相互反応に用いられる非言語的コミュニケーション行動の欠陥は，視線を合わせること（文化的な発達基準と比較して），身振り，顔の表情，身体の向き，または会話の抑揚などの欠如，減少，あるいは特殊な使用によって明らかとなる．自閉スペクトラム症の早期の特徴は，他者と関心を共有するために対象を指さしたり，見せたり，持ってきたりすることの欠如，あるいは他者の指さしや注視の先を追うことの欠陥などで示される共同注意の障害である．患児は，機能的な身振りを少し習得する場合があるが，そのレパートリーは他者と比べて少なく，コミュニケーションの中で自発的に身振りで表現することがないことが多い．流暢に話せる成人の中では，会話に伴う非言語的コミュニケーションを会話と協調させることの困難さがあり，奇妙な，無表情，または大げさな身体言語であるという印象を与えることがある．その障害は個人的な状況下では比較的目立たないかもしれない（例：会話時に視線合わせが比較的良好な人もいる）が，社会的コミュニケーションにおいては，視線，身振り，身体の方向，韻律，および顔の表情を統合することの乏しさが目立つかもしれない．

　人間関係を発達させ，維持し，理解することの欠陥は，年齢，性別，および文化的な基準に照らし合わせて判定されるべきである．社会的関心の欠如，減少，または非定型性があって，それは他者への拒絶，消極性，または攻撃的または破壊的に見える不適切な働きかけとして現れる．これらの困難は，友達と一緒に遊ぶことや想像性（例：年齢相応の自由に変化するごっこ遊び）の欠如がよくみられ，やがて非常に固定化されたルールで遊ぶことに固執する幼児で特に顕著である．年齢を重ねると，ある状況においては適切であるが別の状況では適切でない行動（例：就職面接でのくだけすぎた行動），あるいはコミュニケーションに用いられることのある言語の異なった使い方（例：皮肉やお世辞）を理解することに苦労することがある．単独行動や，極端に年下または年長者との付き合いを好むように見えるかもしれな

い．しばしば，友情関係には何を伴うかということに対する明確な，あるいは現実的な見解をもつことなしに，友情関係を成立させようとする欲求がある（例：一方的な友情関係，または共有された特殊な関心だけに基づいた友情関係）．同胞，同僚，および養育者との関係を考慮することも重要である（相互性の観点から）．

　自閉スペクトラム症は，行動，興味，または活動の限定された反復的な様式（基準Bに明記されているように）でも特徴づけられ，年齢や能力，治療介入，および現在の支援によって徴候の出現に幅がある．常同的あるいは反復的な行動には，単純な常同運動（例：手を叩く，指を弾く），反復的な物の使用（例：貨幣を回す，おもちゃを一列に並べる），および反復発語（例：反響言語，耳にした単語の遅延したまたは即座のオウム返し；自分のことを言うとき「あなた」という単語を使用；単語，文章，または韻律様式の常同的使用）などがある．習慣への頑なこだわりや行動の限定された様式は，変化への抵抗（例：好きな食物の包装にほんの小さな変化があることに対する苦痛，規則遵守に対する固執，思考の柔軟性のなさ），あるいは言語的または非言語的行動の儀式的様式（例：質問を繰り返す，同じ場所を回り続ける）として現れることがある．自閉スペクトラム症の極度に限定され固執した関心は，その強度または焦点において異常なものとなる傾向にある（例：鍋に強くひき付けられる幼児，掃除機に夢中な子ども，何時間もかけて時刻表を書き出す成人）．強い興味や習慣の中には，特定の音や触感への過度な反応，過度に物の臭いを嗅いだり触ったりすること，光または回転する物への強い興味，そして時には痛み，熱さ，または冷たさへの明らかな無関心などを通して明らかになるような，感覚入力に対する明らかな過敏さまたは鈍感さと関連しているものもある．味，臭い，触感，あるいは食物の見た目に対する極端な反応またはそれらに関する儀式，行きすぎた食事制限などはよくみられることであり，自閉スペクトラム症を表す特徴であるかもしれない．

　知能の障害または言語の障害を伴わない自閉スペクトラム症の成人の多くは，公共の場で反復的な行動を抑えることを習得する．特有な関心は喜びや動機づけの源となり，その後の人生で教育や雇用へ通じる道となるかもしれない．行動，興味，または活動の限定された反復的な様式が現時点では症状を認めなくなっていても，小児期または過去のある時期において明らかに存

在していた場合，診断基準を満たすことがある．
　基準Dでは，その特徴が社会的，職業的，または現在の他の重要な領域における機能に臨床的に意味のある障害を引き起こしていなければならないことを求めている．基準Eでは，社会的コミュニケーションの欠陥があって，時には知的能力障害（知的発達症）を伴うものかもしれないが，その人の発達水準に一致しておらず，その障害が発達水準に基づいて予想される困難さを上回ったものであると明記されている．
　養育者への問診，質問紙，および臨床家の観察を含む優れた心理測定的特性をもつ標準化された行動学的診断ツールが利用可能であり，それにより縦断的かつ臨床家間での診断の信頼性を向上させることが可能となる．

■診断を支持する関連特徴

　自閉スペクトラム症をもつ人の多くは，知能の障害や言語の障害（例：言葉が遅い，言語理解が言語生産に劣る）も併せもっている．平均的あるいは高い知能をもつ人でも，能力のプロフィールにむらがある．知的および適応機能の技能間の乖離が大きいことが多い．奇妙な歩き方，不器用さ，および他の運動徴候の異常（例：つま先歩き）などを含む運動面の欠陥がしばしば存在する．自傷（例：頭を打ち付ける，手首を噛む）を認めることがあり，秩序破壊的/挑発的な行動は，知的能力障害を含む他の疾患よりも自閉スペクトラム症をもつ子どもや青年でより頻繁に認められる．自閉スペクトラム症をもつ青年および成人は不安や抑うつを呈しやすい．緊張病様の運動行動（緩慢となり"立ちすくむ"中間動作）に発展するものもいるが，たいていは緊張病エピソードほどの重症度ではない．しかし，自閉スペクトラム症をもつ人が運動症状の著しい悪化をきたし，無言症，姿勢保持，しかめ面，および蠟屈症のような症状をもって完全な緊張病エピソードを呈することが起こりうる．緊張病を併存する危険性が最も高い時期は青年期のようである．

■有病率

　近年，米国および米国以外の諸国において報告されている自閉スペクトラム症の頻度は人口の1%に及んでおり，子どもと成人のいずれのサンプルでも同様の値である．その頻度の高まりは，閾値下の症例を含むようになったDSM-Ⅳの診断基準の拡大，認知度の高まり，研究方法の違い，または自閉

スペクトラム症の頻度の真の増加を反映しているものなのかは不明なままである．

■症状の発展と経過

　自閉スペクトラム症の発症年齢と発症様式についても注意すべきである．症状は典型的には生後2年目（月齢12～24カ月）の間に気づかれるが，発達の遅れが重度であれば12カ月よりも早くみられるかもしれず，症状がより軽微であれば24カ月以降に気づかれる．発症様式についての記述には，初期の発達の遅れや社会的技能または言語的技能のなんらかの喪失に関する情報が含まれるかもしれない．これらの技能が喪失してしまった場合では，両親や養育者から社会的行動または言語的技能の緩徐なまたは比較的急速な悪化についての病歴が得られるかもしれない．典型的には，このことは月齢12～24カ月の間に起こると考えられ，少なくとも2年間の正常発達の後に発達の退行が生じるまれな症例とは区別される（以前は小児期崩壊性障害と記述されたもの）．

　自閉スペクトラム症の行動的特徴は，乳幼児期に初めて明らかになるが，生後1年の間に対人的相互反応への関心の欠如を示す事例もある．自閉スペクトラム症の子どもの中には，生後2年の間にしばしば社会的行動または言語の使用における緩徐または急速な悪化を伴うような発達の停滞や退行を経験する子どもがいる．そのような喪失は他の障害ではまれであり，自閉スペクトラム症については注意信号として役立つかもしれない．さらに独特でより十分な医学的検査が必要となるものは，社会的コミュニケーションどころではない技能の喪失（例：自己管理，排泄，運動技能の喪失），または2歳の誕生日の後に起こってくる技能の喪失である（この障害の「鑑別診断」の項のレット症候群も参照）．

　自閉スペクトラム症の最初の症状は言語発達の遅れについてであることが多く，しばしば社会的関心の欠如または普通でない対人的相互反応（例：人の顔をまったく見ようとすることなしに手を取ること），奇妙な遊びの様式（例：おもちゃを持ち歩くが決してそれで遊ばないこと），および独特なコミュニケーション様式（例：アルファベットを理解しているのに自らの名前の呼びかけに反応しないこと）を伴っている．聾が疑われることもあるが，普通は除外される．生後2年目に奇妙で反復的な行動や標準的な遊びの欠如

はより明らかになってくる．多くの定型発達中の年少の子どもが強い好みをいだき，反復（例：同じ食物を食べる，同じビデオを何度も観る）を楽しむため，未就学児では自閉スペクトラム症の診断特徴である限定された反復的な行動を識別することは困難となることがある．臨床的な識別は，行動の形式，頻度，および強度に基づいて行われる（例：日常的に物を何時間も一列に並べ，その中のどれかを動かされると強い苦痛を感じる子ども）．

　自閉スペクトラム症は変性疾患ではなく，生涯を通して学習や代償をし続けることが一般的である．症状は小児期早期や学童期早期に最も顕著であることが多く，少なくともある領域では，発達的進歩が一般的に小児期後期にみられる（例：対人的相互反応への関心の増加）．ごく一部の人が思春期に行動面での悪化を認めるが，他のほとんどの人は改善していく．自閉スペクトラム症をもつ人のごく少数でどちらかといえば優れた言語および知的能力をもち，特殊な関心や技能に合うような適所を見つけることができるような人のみが，成人期に自立した生活や労働をしている．概して，障害の程度が軽度の人はより良好に自立して機能することができるかもしれない．しかし，障害の程度が軽い人であっても，社会的に初心(うぶ)で脆弱であり，実務的な要求を援助なしで行うことは困難であり，不安や抑うつを呈しやすい．人前でその困難さを隠すために代償的な戦略や対処法を用いていることを多くの成人が報告しているが，社会的に受け入れられるように表面を取り繕うことのストレスや尽力に苦しんでいる．自閉スペクトラム症の老年期については，ほとんど知られていない．

　成人期になって初めて診断に来診する人もいるが，おそらく家族内で1人の子どもの自閉症の診断，または仕事や家庭での関係の破綻がきっかけになったのであろう．そのような場合では，詳細な発達歴を聴取することが困難であるかもしれず，自己申告された困難を考慮することが重要である．臨床的な観察によって現時点で診断基準を満たしている場合，幼小児期に良好な社会的およびコミュニケーション技能の証拠がなければ，自閉スペクトラム症の診断がなされるかもしれない．例えば，幼小児期を通じて通常の持続的な相互的友情関係や良好な非言語的コミュニケーション技能をもっていたという報告（両親または他の親類による）があれば，自閉スペクトラム症の診断は除外されるだろうが，発達に関する情報の欠如それ自体でそうすべきではない．

自閉スペクトラム症を定義する社会的およびコミュニケーションの障害や限定された反復的な行動の表れは，発達期においては明らかである．その後の生活の中で治療的介入または代償と，さらに現在受けている支援によって，少なくともいくつかの状況でこれらの困難が隠されているかもしれない．しかし，症状は依然として現在の社会的，職業的，または他の重要な機能の領域における障害を引き起こすのに十分である．

■危険要因と予後要因

各個人の転帰に関して自閉スペクトラム症で最もよく確立された予後要因は，関連する知的能力障害と言語障害（例：5歳までの機能的言語は予後良好の徴候である），および付加的な精神保健上の問題の有無である．併存症診断としてのてんかんは，より重い知的能力障害とより低い言語能力に関連する．

環境要因：両親の高年齢，低出生体重，またはバルプロ酸への胎児曝露といったさまざまな非特異的危険要因が自閉スペクトラム症の危険性に関与するかもしれない．

遺伝要因と生理学的要因：自閉スペクトラム症における遺伝率推定値は，双生児一致率に基づいて37〜90％の範囲である．現在，自閉スペクトラム症の15％もの症例が既知の遺伝子変異と関連するようであり，異なる家系においてこの障害と関連する特定の遺伝子内で異なる新規コピー数変異または新規点変異がある．しかし，自閉スペクトラム症が既知の遺伝子と関連がある場合でさえ，それは完全浸透ではないようである．残りの症例についての危険性は多遺伝子的のようであって，比較的小さい寄与のおそらく数百の遺伝子座がかかわっている．

■文化に関連する診断的事項

対人的相互反応，非言語的コミュニケーションおよび人間関係の基準に文化的な違いは存在するであろうが，自閉スペクトラム症を有する人は彼らの文化的背景の基準から考えて明らかに障害されている．文化的および社会経済的要因は認定または診断される年齢に影響するであろう．例えば，米国では，アフリカ系アメリカ人の子ども達における自閉スペクトラム症の診断の遅れまたは過小診断が生じているかもしれない．

■性別に関連する診断的事項

自閉スペクトラム症は女性よりも男性に4倍多く診断される．臨床症例では女性は知的能力障害を伴うことが多い傾向にあるが，知的能力障害または言語の遅れを伴わない女児は認定されずにいる可能性があり，おそらく社会的およびコミュニケーションの困難の表れがより軽微なためであろう．

■自閉スペクトラム症の機能的結果

自閉スペクトラム症の年少の子どもにおいて，社会的およびコミュニケーション技能の欠如は学習を妨げ，特に対人的相互反応を通じてまたは同年代の仲間と一緒の状況においての学習を妨げるかもしれない．家庭において，習慣へのこだわりおよび変化への嫌悪，さらに感覚過敏性は，食事や睡眠を妨げ，日常の世話（例：散髪，歯の手入れ）を著しく困難にするかもしれない．適応的技能は通常，測定されたIQよりも低い．計画，構成，および変化への対処における著しい困難は，平均以上の知能をもつ学生においてさえ，学業成績に負の影響を及ぼす．成人期では，これらの人は柔軟性のなさおよび新しいものに対する困難さが持続するため，自立を確立することが困難なことがある．

自閉スペクトラム症をもつ人の多くが，知的能力障害を伴わない場合でさえ，自立した生活および有給雇用といった尺度で示されるように，成人の心理社会的機能が不良である．高齢期の機能的結果は知られていないが，社会的孤立やコミュニケーションの問題（例：支援要求の減少）が，成人期後期に健康上の結果をまねく傾向がある．

■鑑別診断

レット症候群：対人的相互反応の崩壊はレット症候群の退行期（典型的には1～4歳の間）に観察されるかもしれない．それゆえ，罹患した女児のかなりの割合が自閉スペクトラム症の診断基準を満たす状態を呈するかもしれない．しかし，この期間の後，レット症候群をもつ人のほとんどは社会的コミュニケーション技能を高め，そして自閉的特徴は主要な関心領域ではなくなる．結果的に，自閉スペクトラム症はすべての診断基準を満たした場合にのみ考慮されるべきである．

選択性緘黙：選択性緘黙において，早期発達は典型的には妨げられない．

罹患した子どもは通常，特定の背景や状況においては適切なコミュニケーション技能を示す．子どもが緘黙している状況でさえ，対人的相互性は障害されておらず，制限されたまたは反復的な行動様式を認めない．

言語症群，社会的（語用論的）コミュニケーション症：言語症のいくつかの型では，コミュニケーションおよび二次的な社会的困難の問題がいくつかあるかもしれない．しかし，特異的言語症は通常，異常な非言語的コミュニケーションにも，限定された反復的な行動，興味，または活動の様式にも関連しない．

ある人が社会的コミュニケーションおよび対人的相互反応の障害を示すが，限定された反復的な行動または興味を示さない場合，自閉スペクトラム症ではなく社会的（語用論的）コミュニケーション症の基準を満たすかもしれない．自閉スペクトラム症の基準を満たす場合には，必ず自閉スペクトラム症の診断は社会的（語用論的）コミュニケーション症の診断に優先されるため，過去または現在の限定的/反復的行動について慎重に聞き取るよう注意を払うべきである．

自閉スペクトラム症を伴わない知的能力障害（知的発達症）：自閉スペクトラム症を伴わない知的能力障害は，非常に幼い子どもでは自閉スペクトラム症と区別するのが難しいかもしれない．言語または記号の技能が発達していない知的能力障害をもつ人にも反復的な行動がしばしばみられるために，やはり鑑別診断が課題となる．知的能力障害を有する人への自閉スペクトラム症の診断は，社会的コミュニケーションや対人的相互反応がその人の非言語的技能の水準（例：微細運動技能，非言語的問題解決）に比して有意に障害されている場合に適切である．対照的に，社会的コミュニケーション技能とその他の知的技能の水準に明らかな差異がない場合には，知的能力障害が適切な診断となる．

常同運動症：運動の常同性は自閉スペクトラム症の診断的特徴に含まれるため，このような反復的な行動が自閉スペクトラム症の存在によりうまく説明される場合には，常同運動症の追加診断は下されない．しかし，常同性が自傷の原因となる場合および治療の焦点となる場合には，両方の診断が適切かもしれない．

注意欠如・多動症：注意の異常（集中しすぎまたは注意散漫）および多動性は，自閉スペクトラム症を有する人によくみられる．注意欠如・多動症の

診断は，注意の困難または多動性が同等の精神年齢の人に通常みられる程度を超える場合に考慮されるべきである．

統合失調症：小児期発症の統合失調症は通常，正常または正常に近い発達期間の後に発症する．社会的障害および非定型的興味や信念を呈する前駆期がみられ，それが自閉スペクトラム症にみられる社会的欠陥と混同されうる．幻覚および妄想は統合失調症を定義する特徴であり，自閉スペクトラム症の特徴ではない．しかし臨床家は，自閉スペクトラム症をもつ人が，統合失調症の重要な特徴に関する質問だと解釈する場合，それが具体的である可能性を考慮しなければならない〔例：「誰もいないのに声が聞こえることがありますか？」「はい（ラジオから）」〕．

■ 併存症

自閉スペクトラム症はしばしば知的能力障害および構造的言語症（すなわち，適切な文法の文章を理解も構成もできない）に関連しており，適用可能であれば関連する特定用語として記載しておくべきである．自閉スペクトラム症の多くが，この障害の診断基準の一部ではない精神症状をもっている（自閉スペクトラム症を有する人の約70％が併存する1つの精神疾患を，40％が併存する2つ以上の精神疾患をもっているかもしれない）．注意欠如・多動症と自閉スペクトラム症の両方の診断基準を満たす場合，両方の診断が与えられるべきである．同様の原則は，自閉スペクトラム症と発達性協調運動症，不安症群，抑うつ障害群，および他の併存障害との同時診断にも適用される．言語をもたないまたは言語障害をもつ人では，睡眠や食事の変化および問題行動の増加など観察可能な徴候は，不安または抑うつの評価のきっかけとするべきである．特定の学習困難（読み書きおよび計算）は発達性協調運動症と同様によくみられる．自閉スペクトラム症によく関連する医学的疾患は，「関連する既知の医学的/遺伝学的または環境的/後天的疾患」として記載しておくべきである．そのような医学的疾患には，てんかん，睡眠障害，または便秘がある．回避的-限定的摂食障害は自閉スペクトラム症にかなり頻繁にみられる特徴であり，極端で狭い食事の嗜好が持続するかもしれない．

注意欠如・多動症/注意欠如・多動性障害
Attention-Deficit/Hyperactivity Disorder

注意欠如・多動症/注意欠如・多動性障害
Attention-Deficit/Hyperactivity Disorder

診断基準

A. (1) および/または (2) によって特徴づけられる，不注意および/または多動性-衝動性の持続的な様式で，機能または発達の妨げとなっているもの：

(1) **不注意**：以下の症状のうち6つ（またはそれ以上）が少なくとも6カ月持続したことがあり，その程度は発達の水準に不相応で，社会的および学業的/職業的活動に直接，悪影響を及ぼすほどである：
注：それらの症状は，単なる反抗的行動，挑戦，敵意の表れではなく，課題や指示を理解できないことでもない．青年期後期および成人（17歳以上）では，少なくとも5つ以上の症状が必要である．

(a) 学業，仕事，または他の活動中に，しばしば綿密に注意することができない，または不注意な間違いをする（例：細部を見過ごしたり，見逃してしまう，作業が不正確である）．

(b) 課題または遊びの活動中に，しばしば注意を持続することが困難である（例：講義，会話，または長時間の読書に集中し続けることが難しい）．

(c) 直接話しかけられたときに，しばしば聞いていないように見える（例：明らかな注意を逸らすものがない状況でさえ，心がどこか他所にあるように見える）．

(d) しばしば指示に従えず，学業，用事，職場での義務をやり遂げることができない（例：課題を始めるがすぐに集中できなくなる，また容易に脱線する）．

(e) 課題や活動を順序立てることがしばしば困難である（例：一連の課題を遂行することが難しい，資料や持ち物を整理しておくことが難しい，作業が乱雑でまとまりがない，時間の管理が苦手，締め切りを守れない）．

(f) 精神的努力の持続を要する課題（例：学業や宿題，青年期後期

および成人では報告書の作成，書類に漏れなく記入すること，長い文書を見直すこと）に従事することをしばしば避ける，嫌う，またはいやいや行う．
- （g）課題や活動に必要なもの（例：学校教材，鉛筆，本，道具，財布，鍵，書類，眼鏡，携帯電話）をしばしばなくしてしまう．
- （h）しばしば外的な刺激（青年期後期および成人では無関係な考えも含まれる）によってすぐ気が散ってしまう．
- （i）しばしば日々の活動（例：用事を足すこと，お使いをすること，青年期後期および成人では，電話を折り返しかけること，お金の支払い，会合の約束を守ること）で忘れっぽい．

（2）**多動性および衝動性**：以下の症状のうち6つ（またはそれ以上）が少なくとも6カ月持続したことがあり，その程度は発達の水準に不相応で，社会的および学業的/職業的活動に直接，悪影響を及ぼすほどである：

注：それらの症状は，単なる反抗的態度，挑戦，敵意などの表れではなく，課題や指示を理解できないことでもない．青年期後期および成人（17歳以上）では，少なくとも5つ以上の症状が必要である．

- （a）しばしば手足をそわそわ動かしたりトントン叩いたりする，またはいすの上でもじもじする．
- （b）席についていることが求められる場面でしばしば席を離れる（例：教室，職場，その他の作業場所で，またはそこにとどまることを要求される他の場面で，自分の場所を離れる）．
- （c）不適切な状況でしばしば走り回ったり高い所へ登ったりする（**注**：青年または成人では，落ち着かない感じのみに限られるかもしれない）．
- （d）静かに遊んだり余暇活動につくことがしばしばできない．
- （e）しばしば"じっとしていない"，またはまるで"エンジンで動かされているように"行動する（例：レストランや会議に長時間とどまることができないかまたは不快に感じる；他の人達には，落ち着かないとか，一緒にいることが困難と感じられるかもしれない）．
- （f）しばしばしゃべりすぎる．
- （g）しばしば質問が終わる前に出し抜いて答え始めてしまう（例：

他の人達の言葉の続きを言ってしまう；会話で自分の番を待つことができない）．
　　（h）しばしば自分の順番を待つことが困難である（例：列に並んでいるとき）．
　　（i）しばしば他人を妨害し，邪魔する（例：会話，ゲーム，または活動に干渉する；相手に聞かずにまたは許可を得ずに他人の物を使い始めるかもしれない；青年または成人では，他人のしていることに口出ししたり，横取りすることがあるかもしれない）．
B. 不注意または多動性-衝動性の症状のうちいくつかが12歳になる前から存在していた．
C. 不注意または多動性-衝動性の症状のうちいくつかが2つ以上の状況（例：家庭，学校，職場；友人や親戚といるとき；その他の活動中）において存在する．
D. これらの症状が，社会的，学業的，または職業的機能を損なわせているまたはその質を低下させているという明確な証拠がある．
E. その症状は，統合失調症，または他の精神病性障害の経過中にのみ起こるものではなく，他の精神疾患（例：気分障害，不安症，解離症，パーソナリティ障害，物質中毒または離脱）ではうまく説明されない．

▶いずれかを特定せよ
　314.01（F90.2）混合して存在：過去6カ月間，基準A1（不注意）と基準A2（多動性-衝動性）をともに満たしている場合
　314.00（F90.0）不注意優勢に存在：過去6カ月間，基準A1（不注意）を満たすが基準A2（多動性-衝動性）を満たさない場合
　314.01（F90.1）多動・衝動優勢に存在：過去6カ月間，基準A2（多動性-衝動性）を満たすが基準A1（不注意）を満たさない場合

▶該当すれば特定せよ
　部分寛解：以前はすべての基準を満たしていたが，過去6カ月間はより少ない基準数を満たしており，かつその症状が，社会的，学業的，または職業的機能に現在も障害を及ぼしている場合

▶現在の重症度を特定せよ
　軽度：診断を下すのに必要な項目数以上の症状はあったとしても少なく，症状がもたらす社会的または職業的機能への障害はわずかでしかない．
　中等度：症状または機能障害は，「軽度」と「重度」の間にある．

> **重度**：診断を下すのに必要な項目数以上に多くの症状がある，またはいくつかの症状が特に重度である，または症状が社会的または職業的機能に著しい障害をもたらしている．

■診断的特徴

　注意欠如・多動症の基本的特徴は，機能または発達を妨げるほどの，不注意と多動性-衝動性，またそのいずれかの持続的な様式である．**不注意**は，課題から気がそれること，忍耐の欠如，集中し続けることの困難，およびまとなりのないこととして，注意欠如・多動症で行動的に明らかになるが，それらは反抗や理解力の欠如のためではない．**多動性**は，不適切な場面での（走り回る子どもといった）過剰な運動活動性，過剰にそわそわすること，過剰にトントン叩くこと，またはしゃべりすぎることを指している．成人では，多動性は，過剰に落ち着きないこと，あるいはその活動で他人を疲れさせることによって明らかになるかもしれない．**衝動性**とは事前に見通しを立てることなく即座に行われる，および自分に害となる可能性の高い性急な行動（例：注意せず道に飛び出す）のことである．衝動性は，すぐに報酬を欲しがること，または満足を先延ばしにできないことに現れるかもしれない．衝動的行動は，社会的侵害（例：過剰に他人の邪魔をする）および/または長期的結果を考慮せずに重要な決定を下すこと（例：十分な情報なしに職を決める）などによって明らかになるかもしれない．

　注意欠如・多動症は小児期に発症する．いくつもの症状が12歳になる前に出現するという要件は，小児期に相当な臨床症状があることの重要性を示している．同時に，過去にさかのぼって小児期の発症を正確に証明するのは困難であるため，より早期の発症年齢は特定しない．小児期の症状を成人になってから想起することは信頼性が低い傾向にあり，補助的な情報を得ることが有益である．

　この障害の症状は複数の状況（例：家庭と学校，職場）で存在する必要がある．通常，複数の状況における実質的な症状の確認は，その状況でその人を見ていた人に情報を求めることなしには正確に行えない．通常は，与えられた状況における背景によって症状は異なる．この障害の徴候は，適切な行動に対してその人にたびたび報酬が与えられる場合，厳密な管理下にある場

合，新奇な状況，特に興味のある活動に従事している場合，一貫した外的刺激がある場合（例：電子画面を介して），または一対一の状況で対応している場合（例：診察室），最小限かまたは存在しないかもしれない．

■診断を支持する関連特徴

言語，運動，または社会的発達の軽度の遅れは注意欠如・多動症に特異的ではないが，しばしばそれらを伴う．関連する特徴には，欲求不満耐性の低さ，易怒性，気分の不安定性が含まれるかもしれない．限局性学習症がない場合でさえ，学業あるいは仕事の業績がしばしば損なわれる．不注意な行動はさまざまな潜在的認知処理に関連しており，注意欠如・多動症をもつ人は注意，実行機能，または記憶の検査で認知的問題を示すものの，これらの検査は診断的指標の役割を果たすには感度，特異度において不十分である．成人期早期までに注意欠如・多動症は高い自殺企図の危険性と関連しており，それはもともと気分障害，素行症，または物質使用障害が合併する場合である．

注意欠如・多動症の診断に用いられる生物学的指標は存在しない．同年代と比較した場合，集団として注意欠如・多動症の子ども達は，脳波検査での徐波の増加，MRI検査での全脳体積の減少を示し，後頭葉から前頭葉の皮質の成熟に遅れを示す可能性があるが，これらの所見は診断には役立たない．既知の遺伝的原因（例：脆弱X症候群，22q11欠損症）があるまれな症例においても，注意欠如・多動症がある場合にはこの診断が下されるべきである．

■有病率

人口調査によると，ほとんどの文化圏で，子どもの約5%および成人の約2.5%に注意欠如・多動症が生じることが示されている．

■症状の発展と経過

多くの親は幼児期早期に初めて過度の運動活動性を観察するが，症状を4歳以前の非常に多様な正常範囲の行動から区別することは困難である．ほとんどの場合，注意欠如・多動症は小学校年齢で同定され，不注意がより顕著で障害をきたすものとなる．この障害は青年期早期を通して比較的安定して

いるが，反社会的行動へと発展し増悪経過をたどる人もいる．注意欠如・多動症をもつ人のほとんどは，青年期および成人期には運動性多動の症状は明らかでなくなるが，落ち着きのなさ，不注意，計画性のなさ，衝動性に伴う困難は持続する．注意欠如・多動症をもつ子ども達のかなりの割合は成人期にも多少の障害が残存する．

　就学前の主な徴候は多動である．不注意は小学校でより明らかとなる．青年期では，多動の徴候（例：走ったり高い所へ登ったり）はあまりみられず，そわそわする感じまたはじっとしていられない，落ち着かない，または我慢できないことに限定されるかもしれない．成人期には多動性が軽減した場合でも，不注意や落ち着きなさと同時に，衝動性が問題として残存することがある．

■危険要因と予後要因

　気質要因：注意欠如・多動症は行動抑制の低下，制御の努力や束縛，負の情動性，および/または高い新奇探索性に関連している．これらの特性は子ども達にとって注意欠如・多動症の素因となりうるが，この疾患に特異的ではない．

　環境要因：極低出生体重（1,500g未満）では注意欠如・多動症の危険性が2～3倍となるが，低出生体重児の大多数は注意欠如・多動症を発症しない．注意欠如・多動症は妊娠中の喫煙と関連しているが，この関連の一部は一般的な遺伝的危険性を反映したものである．少数の症例では，食事面への反応に関連している場合がある．児童虐待，ネグレクト，複数の里親による養育，神経毒（例：鉛）への曝露，感染症（例：脳炎），または子宮内アルコール曝露の既往に関連しているかもしれない．環境毒物への曝露はその後の注意欠如・多動症発症と関連するとされているが，これらの関連が因果関係をもつかどうかは不明である．

　遺伝要因と生理学的要因：注意欠如・多動症は注意欠如・多動症をもつ人の生物学的第一度親族に多い．注意欠如・多動症の遺伝率はかなり高い．いくつかの特定の遺伝子が注意欠如・多動症と関連しているとされ，一方，それらはいずれも原因因子として必要でも十分でもない．視覚および聴覚障害，代謝異常，睡眠障害，栄養失調，およびてんかんが，注意欠如・多動症症状に影響する可能性があるものとして考慮されるべきである．

注意欠如・多動症は特定の身体的特徴と関連しないが，小奇形（例：両眼隔離，高口蓋，耳介低位）の発生率は比較的高いかもしれない．わずかな運動発達の遅れや他の神経学的微細徴候が生じるかもしれない〔併存する顕著な不器用および運動発達の遅れ（例：発達性協調運動症）は別にコードしておく必要があることに注意〕．

経過の修飾要因：小児期早期の家族の相互作用の様式が注意欠如・多動症を引き起こすことはほとんどないが，その経過に影響を与えるか，または素行問題を二次的に発生することに影響するかもしれない．

■文化に関する診断的事項

注意欠如・多動症の有病率の地域差は，主に診断および方法論における違いによって生じる．しかし，文化によって子どもの行動に対する態度や解釈の違いは存在しうる．米国では，臨床的に認められる率は，白人よりもアフリカ系やラテン系で低くなる傾向にある．情報提供者による症状評価は子どもと情報提供者の文化群に影響を受けるかもしれず，このことはある文化で適切とされる行いが注意欠如・多動症の評価に関連することを示している．

■性別に関連する診断的事項

一般人口において注意欠如・多動症は女性より男性に多く，小児期で2：1，成人期で1.6：1である．女性は男性よりも，主に不注意の特徴を示す傾向がある．

■注意欠如・多動症の機能的結果

注意欠如・多動症は学校での機能および学業成績の低下，社会的拒絶，成人では，職場での機能，成績，出勤状況の不良さ，さらに失職の可能性が高い対人的葛藤の高さと関連する．注意欠如・多動症をもつ子どもは，注意欠如・多動症のない同年代の子どもよりも，青年期に素行症を，成人期に反社会性パーソナリティ障害を発症する可能性が有意に高く，その結果物質使用障害および受刑の可能性が上昇する．素行症または反社会性パーソナリティ障害を発症する場合は特に，それらの結果としての物質使用障害の危険性が高まる．注意欠如・多動症をもつ人は同年代の子どもよりも怪我をしやすい．注意欠如・多動症をもつ運転者では交通事故や違反がより頻回である．

注意欠如・多動症をもつ人では肥満の可能性が高いかもしれない．

　持続的な努力を要する課題に対しての取り組みが不十分でばらばらであることは，しばしば他の人達からは怠惰，無責任，または非協力的と解釈されてしまう．家族関係は不調和と否定的な相互作用によって特徴づけられるかもしれない．同年代の仲間関係は，しばしばその仲間からの注意欠如・多動症をもつ人への拒絶，無視，またはいじめによって崩壊する．大きなばらつきがあるものの，平均して，注意欠如・多動症をもつ人は同年齢の仲間達に比べて就学年数が少なく，職業的成績も低く，さらにIQ得点も低い．重度の型では，この疾患が社会的，家庭的，学業/職業的適応を強く障害する．

　学業上の欠陥，学校に関連した問題，および仲間からの無視が，強い不注意症状に最も関連してみられる傾向があるが，多動性または衝動性の著しい症状に伴って最も顕著となるのは，仲間からの拒絶と，それより頻度は少ないが，事故による外傷である．

■鑑別診断

　反抗挑発症：反抗挑発症をもつ人は，他人の要求に従うのが嫌で，集中することが必要な仕事や学校の課題に抵抗するかもしれない．彼らの行動は，否定，敵意，反抗などによって特徴づけられる．これらの症状は，注意欠如・多動症をもつ人で，精神的努力を維持することの困難さ，指示を忘れてしまうこと，衝動性などに起因する，学校や精神的負担のある課題への嫌悪とは区別しなければならない．鑑別診断を複雑にしているのは，注意欠如・多動症をもつ人の中にそのような課題に対し二次的に反抗的態度をとり，課題の重要性を低く考えている人がいるという事実である．

　間欠爆発症：注意欠如・多動症と間欠爆発症はともに高い衝動性をもつ．しかし間欠爆発症をもつ人は他人に対する深刻な攻撃性を示すが，それは注意欠如・多動症の特徴ではなく，注意欠如・多動症にみられる注意持続の問題は体験しない．加えて，間欠爆発症は小児期にはまれである．注意欠如・多動症が存在していても間欠爆発症が診断されるかもしれない．

　その他の神経発達症：注意欠如・多動症にみられることのある運動面の活動の増加は，常同運動症や自閉スペクトラム症のいくらかの症例で特徴づけられる反復性の運動行動とは区別しなければならない．常同運動症では，運動行動は一般的には固定的および反復的（例：体を揺する，自分を噛む）で

あるが，一方，注意欠如・多動症のそわそわやせかせかした落ち着きなさは典型的には全般的なものであり，反復性の常同運動として特徴づけることはできない．トゥレット症では，頻回で複数のチックが注意欠如・多動症の全般的なそわそわと間違われることがある．このそわそわを発作的な複数のチックと区別するには，長期間の観察を必要とするかもしれない．

限局性学習症：限局性学習症の子どもは，欲求不満，関心の欠如，または限られた能力のために集中していないように見えるかもしれない．しかし，注意欠如・多動症を伴わない限局性学習症の人の不注意は，学校での課題以外では障害されるようなものではない．

知的能力障害（知的発達症）：その人の知的能力に適合しない学業的状況におかれた子どもに注意欠如・多動症の症状が多くみられる．その場合，症状は非学業的な課題中では明らかではない．知的能力障害の人を注意欠如・多動症と診断するには，不注意または多動が精神年齢に比して過剰であることが必要である．

自閉スペクトラム症：注意欠如・多動症をもつ人や自閉スペクトラム症をもつ人は，不注意，社会的機能障害，および対処困難な行動を示す．注意欠如・多動症をもつ人にみられる社会的機能障害および仲間の拒絶は，自閉スペクトラム症をもつ人にみられる対人関係の断絶，孤立，および表情や声による意思疎通のきっかけに対する無関心さから区別されなければならない．自閉スペクトラム症の子どもは，出来事の成り行きが自分の思っているものから変化することに耐えられずかんしゃくを起こすことがあるかもしれない．対照的に，注意欠如・多動症の子どもは，衝動性または自制心不足のために大きな変化があると，無作法に振る舞うかかんしゃくを起こすことがあるかもしれない．

反応性アタッチメント障害：反応性アタッチメント障害の子どもは社会的な脱抑制を示すこともあるかもしれないが，完全な注意欠如・多動症症状群は示さず，持続的な関係性の欠如など，注意欠如・多動症では特徴的ではない他の特徴を示すかもしれない．

不安症群：注意欠如・多動症は不注意の症状を不安症群と共有している．注意欠如・多動症をもつ人は，外からの刺激，新規の活動，または楽しい活動への没頭などに気をとられて不注意となる．これは不安症群でみられる心配や反芻による不注意とは区別される．落ち着きのなさが不安症群でみられ

るかもしれない．しかし注意欠如・多動症では，その症状は心配や反芻とは関連がない．

抑うつ障害群：抑うつ障害群をもつ人は集中困難を呈する場合もあるかもしれない．しかし，気分障害における集中力不足は抑うつエピソードの間のみに顕著となる．

双極性障害：双極性障害をもつ人は，活動の増加，集中力不足，衝動性の増加を認めるかもしれないが，これらの特徴は挿話性で，数日の間に一時的に起こる．双極性障害では，衝動性の増加または不注意は，高揚気分，誇大性，および他の特異的な双極性の特徴に伴っている．注意欠如・多動症の子どもは1日の中に顕著な気分変動を示すかもしれないが，そのような易変性は躁病エピソードとははっきり違うものであって，子どもにおいても，双極性障害の臨床指標とするには少なくとも4日間持続しなければならない．たとえ深刻な易怒性や怒りが顕著な場合でも，双極性障害は青年期より前にはめったにみられないが，一方注意欠如・多動症は，過剰な怒りや易怒性を示す子どもや青年に広くみられるものである．

重篤気分調節症：重篤気分調節症は広範な易怒性や欲求不満に対する不耐性によって特徴づけられるが，衝動性や注意力の乱れは基本的な特徴ではない．しかし，この障害をもつ子どもや青年の大部分は注意欠如・多動症の診断基準も満たす症状をもっており，それにはもう1つ別の診断をつける．

物質使用障害：注意欠如・多動症の初発症状が物質乱用または頻繁な使用の始まりに続いていた場合，物質使用障害から注意欠如・多動症を鑑別することが問題であるかもしれない．情報提供者あるいは以前の記録によって，物質誤用前の注意欠如・多動症の確かな証拠が鑑別診断に必須となる場合があるかもしれない．

パーソナリティ障害群：青年や成人では，注意欠如・多動症と境界性パーソナリティ障害，自己愛性パーソナリティ障害，および他のパーソナリティ障害群とを鑑別することが困難であるかもしれない．これらの障害はすべて，まとまりのなさ，社会的侵害，情動調節障害，認知調節障害の特徴が共通している傾向がある．しかし，注意欠如・多動症は見捨てられる恐怖，自傷，極端な両価性，またはパーソナリティ障害の他の特徴によって特徴づけられてはいない．この鑑別診断を下すために，衝動的，社会侵害的，または不適切な行動を，自己愛的，攻撃的，または傲慢な行動から区別するには，

長期間の臨床的観察，情報提供者への面接，または詳細な病歴が必要になるかもしれない．

精神病性障害：不注意や多動の症状が精神病性障害の経過中にのみ生じている場合，注意欠如・多動症とは診断されない．

医薬品誘発性注意欠如・多動症症状：医薬品使用〔例：気管支拡張薬，イソニアジド，神経遮断薬（アカシジアを引き起こす），甲状腺補充薬〕に起因する不注意，多動，または衝動性の症状は，他の特定される物質関連障害，または特定不能の他の（または不明の）物質関連障害群と診断される．

神経認知障害群：早期の認知症および/または軽度認知障害が注意欠如・多動症と関連しているかどうかは明らかになっていないが，似たような臨床特徴を示すかもしれない．これらの疾患は発症が遅いことによって注意欠如・多動症と鑑別される．

■ 併存症

　臨床場面において，注意欠如・多動症の基準を満たす症状をもつ人に，併存障害が存在することはよくある．一般人口において，反抗挑発症は，不注意と多動性-衝動性が混合して存在する注意欠如・多動症の子どもの約半数，不注意が優勢に存在する注意欠如・多動症の子どもの約1/4に併発している．素行症は，年齢や状況にもよるが，不注意と多動性-衝動性が混合して存在する子どもまたは青年の約1/4に併発している．重篤気分調節症をもつ子どもと青年のほとんどが，注意欠如・多動症の基準を満たす症状ももっているが，注意欠如・多動症をもつ子どもが重篤気分調節症の基準を満たす症状をもつ割合はより少ない．限局性学習症では注意欠如・多動症を併発することが多い．注意欠如・多動症をもつ人達の一部に不安症群とうつ病が生じるが，一般人口に比べれば多い．注意欠如・多動症をもつ成人の一部に間欠爆発症が生じるが，一般人口水準以上の割合である．一般人口中注意欠如・多動症をもつ成人は物質使用障害の頻度が比較的高いが，注意欠如・多動症をもつ成人で物質使用障害を呈する人はごく一部である．成人においては，反社会性パーソナリティ障害および他のパーソナリティ障害群と注意欠如・多動症が併発するかもしれない．注意欠如・多動症に併発するかもしれない他の障害として，強迫症，チック症群，および自閉スペクトラム症などがあげられる．

他の特定される注意欠如・多動症/
他の特定される注意欠如・多動性障害
Other Specified Attention-Deficit/Hyperactivity Disorder

314.01 (F90.8)

このカテゴリーは，臨床的に意味のある苦痛，または社会的，職業的，または他の重要な領域における機能の障害を引き起こす注意欠如・多動症に特徴的な症状が優勢であるが，注意欠如・多動症または神経発達症の診断分類におけるなんらかの障害の基準を完全には満たさない場合に適用される．他の特定される注意欠如・多動症のカテゴリーは，臨床家が，その症状が注意欠如・多動症またはなんらかの特定の神経発達症の基準を満たさないという特定の理由を伝える選択をする場合に使用される．これは，「他の特定される注意欠如・多動症」の後に特定の理由（例：「不十分な不注意症状」）を記録することによって行われる．

特定不能の注意欠如・多動症/
特定不能の注意欠如・多動性障害
Unspecified Attention-Deficit/Hyperactivity Disorder

314.01 (F90.9)

このカテゴリーは，臨床的に意味のある苦痛，または社会的，職業的，または他の重要な領域における機能の障害を引き起こす注意欠如・多動症に特徴的な症状が優勢であるが，注意欠如・多動症または神経発達症の診断分類におけるなんらかの障害の基準を完全には満たさない場合に適用される．特定不能の注意欠如・多動症のカテゴリーは，臨床家が，注意欠如・多動症またはなんらかの特定の神経発達症の基準を満たさないとする理由を特定しないことを選択する場合，およびより特定の診断を下すのに十分な情報がない状況において使用される．

限局性学習症/限局性学習障害
Specific Learning Disorder

限局性学習症/限局性学習障害
Specific Learning Disorder

診断基準

A. 学習や学業的技能の使用に困難があり，その困難を対象とした介入が提供されているにもかかわらず，以下の症状の少なくとも1つが存在し，少なくとも6カ月間持続していることで明らかになる：
  (1) 不的確または速度が遅く，努力を要する読字（例：単語を間違ってまたはゆっくりとためらいがちに音読する，しばしば言葉を当てずっぽうに言う，言葉を発音することの困難さをもつ）
  (2) 読んでいるものの意味を理解することの困難さ（例：文章を正確に読む場合があるが，読んでいるもののつながり，関係，意味するもの，またはより深い意味を理解していないかもしれない）
  (3) 綴字の困難さ（例：母音や子音を付け加えたり，入れ忘れたり，置き換えたりするかもしれない）
  (4) 書字表出の困難さ（例：文章の中で複数の文法または句読点の間違いをする，段落のまとめ方が下手，思考の書字表出に明確さがない）
  (5) 数字の概念，数値，または計算を習得することの困難さ（例：数字，その大小，および関係の理解に乏しい，1桁の足し算を行うのに同級生がやるように数学的事実を思い浮かべるのではなく指を折って数える，算術計算の途中で迷ってしまい方法を変更するかもしれない）
  (6) 数学的推論の困難さ（例：定量的問題を解くために，数学的概念，数学的事実，または数学的方法を適用することが非常に困難である）
B. 欠陥のある学業的技能は，その人の暦年齢に期待されるよりも，著明にかつ定量的に低く，学業または職業遂行能力，または日常生活活動に意味のある障害を引き起こしており，個別施行の標準化された到達尺度および総合的な臨床評価で確認されている．17歳以上の人においては，確

認された学習困難の経歴は標準化された評価の代わりにしてよいかもしれない.
C. 学習困難は学齢期に始まるが，欠陥のある学業的技能に対する要求が，その人の限られた能力を超えるまでは完全には明らかにはならないかもしれない（例：時間制限のある試験，厳しい締め切り期限内に長く複雑な報告書を読んだり書いたりすること，過度に重い学業的負荷）.
D. 学習困難は知的能力障害群，非矯正視力または聴力，他の精神または神経疾患，心理社会的逆境，学業的指導に用いる言語の習熟度不足，または不適切な教育的指導によってはうまく説明されない.

注：4つの診断基準はその人の経歴（発達歴，病歴，家族歴，教育歴），成績表，および心理教育的評価の臨床的総括に基づいて満たされるべきである.

コードするときの注：障害されているすべての学習領域と下位技能を特定せよ．1つ以上の領域が障害されている場合，以下の特定用語に従って個別にそれぞれコードするべきである.

▶該当すれば特定せよ

315.00（F81.0）読字の障害を伴う：
読字の正確さ
読字の速度または流暢性
読解力

注：失読症は単語認識の正確さまたは流暢性の問題，判読や綴字の能力の低さにより特徴づけられる学習困難の様式について用いられる代替用語である．失読症がこの特別な困難さの様式を特定するために用いられた場合，読解力または数学的推理といった付加的な困難さを特定することも重要である.

315.2（F81.81）書字表出の障害を伴う：
綴字の正確さ
文法と句読点の正確さ
書字表出の明確さまたは構成力

315.1（F81.2）算数の障害を伴う：
数の感覚
数学的事実の記憶
計算の正確さまたは流暢性
数学的推理の正確さ

注：失算症は数値情報処理，数学的事実の学習，および正確または流暢な計算の実行の問題に特徴づけられた困難さの様式について用いられる代替用語である．失算症がこの特別な算数の困難さの様式を特定するために用いられる場合，数学的推理または語の推理の正確さの困難といった付加的な困難さを特定することも重要である．

▶現在の重症度を特定せよ

軽度：1つまたは2つの学業的領域における技能を学習するのにいくらかの困難さがあるが，特に学齢期では，適切な調整または支援が与えられることにより補償される，またはよく機能することができるほど軽度である．

中等度：1つまたは複数の学業的領域における技能を学習するのに際立った困難さがあるため，学齢期に集中的に特別な指導が行われる期間がなければ学業を習熟することは難しいようである．学校，職場，または家庭での少なくとも1日のうちの一部において，いくらかの調整または支援が，活動を正確かつ効率的にやり遂げるために必要であろう．

重度：複数の学業的領域における技能を学習するのに重度の困難さがあるため，ほとんど毎学年ごとに集中的で個別かつ特別な指導が継続して行われなければ，それらの技能を学習することは難しいようである．家庭，学校，または職場で適切な調整または支援がいくつも次々と用意されていても，すべての活動を効率的にやり遂げることはできないであろう．

■記録の手順

障害されている学習領域と限局性学習症の下位技能の，おのおのを記載しなければならない．ICDのコードをつける必要があるため，読字の障害，書字表出の障害，算数の障害を，それぞれと対応する下位技能の障害とともに，別々にコードをつけなければならない．例えば，読字障害と算数障害があり，下位技能として，読字の速度や流暢性，読解力，計算の正確さや流暢性，および数学的推理の正確さにおける障害を認める場合は，「315.00（F81.0）読字障害を伴う限局性学習症，読字の速度または流暢性の障害および読解力の障害を伴う」，および「315.1（F81.2）算数障害を伴う限局性学習症，計算の正確さまたは流暢性の障害および数学的推理の正確さの障害を伴う」としてコードし記録される．

■診断的特徴

　限局性学習症は，障害の行動的徴候に関連する認知レベルにおける異常の基盤となるような生物学的起源をもつ神経発達症である．生物学的起源としては，言語的または非言語的情報を効率的かつ正確に知覚したり処理したりするための脳の能力に影響を与えるような，遺伝的，後成的，および環境的要因の相互作用があげられる．

　限局性学習症の本質的な特徴の1つとして，長年にわたる正規の学校教育期間（すなわち，発達期）中に始まり，基本となる学業的技能を学習することの持続的な困難さ（基準A）があげられる．基本的な学業的技能としては，単語を正確かつ流暢に読むこと，読解力，書字表出および綴字，算数の計算，そして数学的推理（数学的問題を解くこと）が含まれる．脳の成熟に伴って現れる発達の里程標として獲得される話すことや歩くこととは対照的に，学業的技能（例：読字，綴字，書字，計算）は，明確に教えられ学ばなければならないものである．限局性学習症は学業的技能を学習するという正常な様式が崩れるが，それは単に学習機会の不足または不適切な教育の結果ではない．これらの基本的な学業的技能を習得することの困難さは，他の教科（例：歴史，理科，社会科）の学習を妨げることもあるが，これらの問題は根底にある学業的技能を学習することの困難さに起因している．その人の言語の音声に文字を当てはめること―文字になった言葉を読むこと―を学習することの困難さ（しばしば**失読症**と呼ばれる）は，限局性学習症の最も一般的な徴候の1つである．学習困難は，観察可能で記述的なさまざまな行動や症状として現れる（基準A1～A6に記載されたとおり）．これらの臨床的な症状は，観察によって確認されたり，臨床面接によってわかってきたり，成績表，評価尺度，過去の教育的または心理学的評価の記述などによって確認されたりするだろう．学習困難は持続的であって，一時的なものではない．小児期や思春期の子どもにおいて"持続的"とは，家庭や学校で特別な援助を提供されたにもかかわらず，学習における進展が6カ月以上制限されていること（すなわち，その人が同級生に追いついている証拠がないこと）と定義される．例えば，単語を読む学習の困難さは，音声学的技能や識字技法の教育が施されても十分にまたは速やかに改善されないとき，限局性学習症を示しているのかもしれない．毎学年の通知表，その子どもの評価済み課題，履修課程に基づいた成績，または臨床面接などが，持続的な学習困難の

証拠になるかもしれない．成人においては，持続的な困難さとは，小児期または思春期に明らかとなる読み書きや計算の技能における困難さが現在も継続しているものとしてとらえられ，それは通知表，評価済みの課題，または過去に受けた全体的評価などの累積された証拠によって示される．

　2番目の本質的な特徴は，障害のある学業的技能ではその人の成績がその年齢の平均よりも十分に低いことである（基準B）．学業的技能を学習する困難についての強固な臨床的指標の1つは，その年齢より低い学業成績や，並外れて高水準の努力や支援があったときだけ普通の成績を維持できていることなどである．子どもにおいては，低い学業的技能は学業成績を明らかに妨げる（通知表や教師による評点や評価で示されるように）．その他の臨床的指標としては，特に成人において，その学業的技能を要する活動を避けることである．成人期においても，低い学業的技能は職業成績やそれらの技能を要する日常活動を妨げている（自己評価や他者評価によって示されるように）．しかし，この診断基準には，心理測定的な証拠が必要である．それは個別に施行され，心理測定的に信頼するに足るもので，かつ文化的に適切な学業到達度テストで，一般水準または診断基準に対応したものによる．学業的技能は1つの連続体として分布するため，その人が限局性学習症をもつかもたないかを鑑別できる固有の境界点は存在しない．このように，有意に低い学業成績を構成しているもの（例：年齢で期待されるより十分低い学業的技能）を特定するために使用される閾値は，どれもがかなりの程度で恣意的なものである．ある学習領域内において，1つ以上の標準化された検査または下位検査での到達度が低い得点であること（つまり，その年齢における一般人口の平均値より1.5標準偏差以下，標準得点換算で78以下，7パーセンタイル以下）は，診断の確実性を最も高めるものとして必要とされる．しかし，正確な得点は用いられた個々の標準化検査によって異なるだろう．学習困難が，臨床評価，学歴，通知表，テストの得点などからまとめられた証拠によって支持される場合には，臨床判断に基づいて，許容性のより大きな閾値が使われることがある（例：その年齢における一般人口の平均値より1.0～2.5標準偏差低い）．さらに，標準化検査はすべての言語で利用できるわけではないため，診断は，利用可能な検査法における得点を臨床的に判断することに一部基づいてなされることもある．

　3つ目の核となる特徴は，大多数の人で学習困難が低学年のうちに容易に

明らかになることである（基準C）．しかし，一部の人では，学習的要求が増大してその人の限られた能力を超えてしまう高学年になるまで，学習困難が完全には明らかにならないこともある．

　他の本質的な診断的特徴は，学習困難が4つの理由で"特異的"とみなされることである．その1つ目の理由は，それらが知的能力障害群〔知的能力障害（知的発達症），全般的発達遅延，聴覚または視覚障害，あるいは神経系または運動症群〕によらないことである（基準D）．限局性学習症は，その他の面では正常水準の知的機能〔一般に，おおむね70以上のIQ得点と評定される（±5点の測定誤差は許容される）〕を示す人の学習に影響を及ぼす．限局性学習能力の困難が，知的能力障害や全般的発達遅延でみられるようなより全般的な学習困難の一部ではないという意味で，"予期せぬ学業不振"という表現が，限局性学習症の特徴を定義する際にしばしば用いられる．限局性学習症は，知的に"才能がある"とされた人にも起こりうる．このような人達は，学習上の要求や評価方法（例：時間制限のある試験）によって必修課題を学習したり達成したりすることに障壁がもたらされるまでは，代償的な方法，並外れて高水準の努力，または支援によって，見かけ上は十分な学業機能を維持できているかもしれない．2つ目の理由は，その学習困難が，経済的または環境的不利益，長期間の欠席，またはその人の地域社会において通常提供されるような教育の不足といった，より一般的な外的要因によるものではないということである．3つ目の理由は，その学習困難が，学業的な技能を学習することにおける問題にしばしば関連するが神経学的徴候の存在によって区別できるような神経疾患（例：小児脳卒中）または運動症群，または視覚または聴覚障害によるものではないということである．最後の理由は，その学習困難が1つの学業的技能や領域（例：単語を読むこと，数値を訂正したり計算したりすること）に限られている場合があるということである．

　包括的な評価が必須である．限局性学習症は，正規の教育が開始された後にのみ診断が可能となるが，その始まりが正規の学校教育の期間中（すなわち，発達期）だという証拠があれば，小児期，思春期，または成人期以降のいずれの時点においても診断は可能である．限局性学習症の診断に十分な唯一の情報源というものはない．むしろ，限局性学習症は，過去および現在認められるような学習困難歴，その困難さが学業的，職業的，または社会的機

能に与える影響，過去または現在の通知表，学業的技能を要する作品集，履修課程に基づいた評価，および過去または現在における個々に標準化された学業成績検査の点数といった，その人の病歴，発達歴，教育歴，および家族歴の総括に基づいた臨床診断である．もし，知能，感覚系，神経系，または運動症が疑われる場合，限局性学習症の臨床評価を行う際にはそれらの疾患に対する適切な手法も組み込むべきである．したがって，包括的評価には限局性学習症と心理/認知機能評価に精通した専門家がかかわることになるだろう．限局性学習症は通常成人期まで持続するため，学習困難の顕著な変化（改善または増悪）が認められたり，特別な目的で求められたりしなければ，再評価はめったに必要とされない．

■診断を支持する関連特徴

就学前の期間において，常にではないがしばしば，注意，言語，または運動技能の遅れが限局性学習症に先行し，それが持続して限局性学習症に併発する場合がある．描画，デザイン，およびその他の視空間に関する能力は平均以上の能力であるのに，読字は速度が遅く，努力を要し，そして不正確であり，さらに読解力や書字表出力が乏しいといったように，能力のプロフィールにむらがあることが一般的である．限局性学習症をもつ人は，（常にではないが）一般的に，認知処理の心理学的検査において低い成績を示す．しかし，これらの認知的な異常が，学習困難の原因なのか，関連したものなのか，あるいは結果なのかは，不明なままである．また，読字の学習困難に関連した認知的欠陥については十分な裏づけがあるが，限局性学習症の他の徴候（例：読解力，算数計算，書字表出）に関連した認知的欠陥は十分特定されていないか，わかっていない．さらに，類似した行動上の症状または検査の得点をもつ人がさまざまな認知的な欠陥を伴っていることがわかっており，このような処理の欠陥の多くは他の神経発達症（例：注意欠如・多動症，自閉スペクトラム症，コミュニケーション症群，発達性協調運動症）でも認められる．したがって，認知処理の欠陥の評価は診断的評価に必須ではない．限局性学習症は，子ども，青年，および成人における自殺念慮および自殺企図の危険性の増加に関連している．

限局性学習症については既知の生物学的指標はない．集団としては，限局性学習症をもつ人は，認知処理，脳構造および脳機能において限局性の変化

を示す．遺伝的差異も集団レベルにおいて明らかである．しかし，認知機能検査，神経画像，または遺伝子検査は，現時点では診断に有用ではない．

■有病率

　読字，書字，および算数の学習領域にわたる限局性学習症の有病率は，異なる言語や文化にまたがる学齢期の子どもにおいて5～15％である．成人における有病率は知られていないが，約4％のようである．

■症状の発展と経過

　限局性学習症は，子どもが読字，綴字，書字，および算数を学んでいる小学校の年齢で発症し，気づかれ，そして診断される．しかし，言語の遅れまたは欠陥，韻を踏むことまたは数えることでの困難，または書字に必要とされる微細運動技能の困難などの前兆は，正規の学校教育が開始される前の幼児期に起こることが多い．徴候は行動に現れることもある（例：学習に携わるのを嫌がること，反抗的行動）．限局性学習症は生涯持続するが，その経過や臨床表現は多様であり，その環境の課題要求水準，その人の学習困難の範囲および重症度，その人の学習能力，併存症，利用可能な支援制度および介入などの相互作用などによって変化する部分がある．とはいえ，日常生活における読字の流暢性や読解力，綴字，書字表出，数字に関する技能などの問題は一般に成人期まで持続する．

　症状の徴候の変化が年齢とともに起こるため，限局性学習症をもつ人は，生涯にわたって学習困難が持続的または変動的に続くことになるかもしれない．

　学齢期前の子どもにみられることのある症状の例には，言語音声を伴うゲーム（例：繰り返す，韻を踏む）で遊ぶことに興味がないことがあり，童謡を覚えるのに苦労することもある．限局性学習症をもつ就学期前の子どもは，幼児語や誤った発音の語を多用し，文字，数字，または曜日の名称を覚えるのに苦労することがある．彼らは自分の名前の文字を認識できず，数を数えることを学ぶのに苦労することもある．限局性学習症をもつ幼稚園年代の子どもは，文字を認識したり書いたりすることができない，自分の名前を書くことができない，または創作した綴りを使う場合がある．彼らは，話し言葉を音節に分解すること（例："cowboy"を"cow"と"boy"に分ける）

や韻を踏む語（例：cat, bat, hat）を認識することに苦労するかもしれない．幼稚園年代の子どもは，文字とその発音を結び付けることに苦労したり（例：bという文字は"ブ"と発音される），音素を認識することができなかったりする場合もある〔例：1組の語（例：dog, man, car）のどれが"cat"と同じ音で始まるかわからない〕．

　小学生年代の子どもにおける限局性学習症は，典型的には文字と音声の対応（特に英語を話す子どもにおいて），流暢な単語判読，綴字，または数学的事実を学習することの著しい困難として現れ，音読に時間がかかり不正確で努力を要したり，話されたまたは書かれた数字が表す大きさの理解に苦労する子どももいる．低学年（小学校1〜3年生）の子どもは，音素を認識したり操作したりすることで問題が続いているかもしれず，ありふれた1音節の単語（例えばmatやtop）を読めないことや，ありふれた不規則な綴りの単語（例：said, two）を認識できないことがあるかもしれない．彼らは読み間違いをおかすことがあり，それは音声と文字を結び付けることに問題があることを示している（例：gotをbigと読む）．また，数字と文字を続けて並べることに苦労するかもしれない．小学校1〜3年生の子どもは，数字的事項，または足し算や引き算などの計算方法を覚えることに苦労する場合があり，読字や算数が難しいと不平を言ってそれを回避するかもしれない．中学年（小学校4〜6年）で限局性学習症をもつ子どもは，長い多音節語を誤って発音したり，または一部をとばして読んだりする場合があり（例：convertibleをconibleと言う，animalをaminalと言う），似た響きの単語を混同するかもしれない（例：volcanoをtornadoと混同する）．彼らは日付，名前，および電話番号を覚えることに問題をかかえ，宿題や試験を時間内に終わらせることに苦労するかもしれない．中学年の子どもは，時間がかかり努力を要し不正確に読むことがあったりなかったりしても，理解力が乏しい場合があり，短い機能語（例：that, the, an, in）の読みに苦労するかもしれない．彼らは非常に綴字が下手で，書字作品が下手であるかもしれない．彼らは単語の最初の部分を正しくとらえるが，その次を乱暴に推測したり（例：cloverをclockと読む），音読に対して恐れをいだいたり，または音読を拒否したりするかもしれない．

　対照的に，青年は単語の判読を習得しているかもしれないが，読字にはやはり時間がかかり，努力を要し，読解と書字表出（綴字が下手なこと含む）

において目立った問題や，数学的事実または数学的問題解決における不十分な習熟度を示す可能性がある．青年期から成人期にかけての間に，限局性学習症をもつ人は非常に多くの綴字間違いをし続けることがあり，1単語や一連の文章をのろのろと非常に苦労しながら，そして多音節語を発音する困難さを伴いながら読んでいるかもしれない．彼らは理解したり要点を得たりするために，資料を何度も読み返す必要があるかもしれず，書かれた文章から推論をすることに苦労するかもしれない．青年や成人が，読字または算数が必要な活動を避けることがある（娯楽としての読書，説明書を読むこと）．限局性学習症をもつ成人は，綴字の問題，時間がかかり努力を要する読字，または仕事に関係した書類中の数値情報から重要な推論を行うことの問題などが持続している．彼らは，余暇でも仕事関連の活動でも読字または書字を要するものを避けたり，または印刷に近い代替手段を用いたりする場合がある（例：文章から音声/音声から文章への変換ソフト，オーディオブック，視聴覚媒体）．

　他の臨床表現としては，数の基本的な感覚を習得できないこと（例：1対の数または点のどちらがより大きい値を示しているかを理解すること）や識字または綴字の習熟不足のような，生涯にわたる限局性の学習困難があげられる．学習技能を要する活動に従事することを回避または抵抗することは，子ども，青年，成人に共通してみられる．身体愁訴やパニック発作を含む深刻な不安エピソードまたは不安症は生涯にわたり広くみられ，限局性および広範性の学習困難に伴うものである．

■危険要因と予後要因

　環境要因：早産および極低体重出生は，出生前のニコチンへの曝露と同様に，限局性学習症の危険性を増加させる．

　遺伝要因と生理学的要因：限局性学習症は，特に読字，計算，および綴字に影響している場合，家系に集積するようである．これらの学習困難をもつ人の第一度親族では，それをもたない人の親族に比べて，読字または計算の限局性学習症の相対危険度が明らかに高い（例：それぞれ4〜8倍および5〜10倍高い）．読字困難（失読症）の家族歴と両親の読み書きの能力から，子どもの読み書きの問題または限局性学習症を予測できるが，遺伝要因および環境要因が組み合わさった役割が示唆されている．

学習能力または学習能力低下の表現型のほとんどが高い遺伝率を示すことを含め（例：遺伝率は0.6以上と推定される），アルファベット言語および非アルファベット言語において，読字能力および読字能力低下の両方に高い遺伝率がみられる．学習困難の各表現型の間での共変動は高く，1つの表現型に関連する遺伝子はもう1つの表現型にも強く関連することを示唆している．

経過の修飾要因：就学前の不注意行動に明らかな問題があると，後の読字および計算困難（しかし必ずしも限局性学習症とは限らない）および学校での効果的な介入に反応しないことを予測する．就学前の会話または言語の遅れや障害，または認知処理の障害（例：音韻認識，ワーキングメモリー，連続呼称速度）は，後の読字や書字表出の限局性学習症を予測する．注意欠如・多動症との併存は，注意欠如・多動症を伴わない限局性学習症に比べて，より不良な精神保健上の転帰が予測される．証拠に基づいた介入を用いて，系統的，集中的で個別化された指導により，ある人では学習困難を改良または改善し，また他の人では代償的戦略の使用を促進し，それによって，介入なしでは不良となる転帰を改善させるかもしれない．

■文化に関連する診断的事項

限局性学習症は言語，文化，人種および社会経済的状況にまたがって生じるが，その徴候は会話および書字の記号体系や文化的，教育的習慣の性質によって異なることもある．例えば，読字や数を扱う認知処理での必要条件は，表記法によって大きく異なる．英語では，読字の学習困難の観察できる際立った臨床的特徴は単語を不正確にゆっくり読むことであり，音声と文字がより直接的に位置づけされている他のアルファベット言語（例：スペイン語，ドイツ語）や非アルファベット言語（例：中国語，日本語）では，ゆっくりだが正確な読字である．英語学習者においては，読字困難の原因が英語の習熟度不足なのか限局性学習症なのかの考察が，評価に含まれなければならない．英語学習者における限局性学習症の危険要因としては，英語学習の困難さや同輩に追いつくことの失敗だけでなく，限局性学習症の家族歴や母国語の言葉の遅れなどがあげられる．文化または言語の違いが疑われる場合（例：英語学習者の場合のように），評価ではその人の第一言語または母国語の言語習熟度を第二言語の言語習熟度と同じように考慮に入れる必要がある（この例の場合，英語）．また，評価ではもともとの文化と言語における教育

歴および学習歴のみならず，その人が生活している言語的および文化的状況を考慮すべきである．

■性別に関連する診断的事項

　限局性学習症は，女性より男性においてより多くみられ（男女比はおよそ2：1〜3：1の範囲），確認時の先入観，定義や評価法のばらつき，言語，人種，または社会経済的状況のような要因によるものとは考えられない．

■限局性学習症の機能的結果

　限局性学習症には，学力がより低く，高校中退率がより高く，高卒後の教育率がより低く，心理的苦痛の度合いが高く全般的な精神的健康がより不良で，失業率や不完全雇用率がより高く，そしてより所得が低いといった，生涯にわたる負の機能的結果を伴う．学校の中退とそれに伴って起こる抑うつ症状は，自殺念慮を含む精神的健康の転帰が不良となる危険性を増加させるが，高水準の社会的または精神的支援はより良好な精神的健康の転帰を予測する．

■鑑別診断

　学力の正常変異：限局性学習症では，十分な教育の機会があり，同輩集団と同様の指導を受けており，その人の話す第一言語とは異なっている場合でも，指導に用いられる言語の能力があるといった状況においても学習困難が持続するため，外的要因（例：教育機会の不足，一貫して不十分な指導，第二言語による学習）による学力の正常変異とは区別される．

　知的能力障害（知的発達症）：限局性学習症は，その学習困難が正常水準の知的機能（すなわち，70±5以上のIQ得点）の存在下で生じるため，知的能力障害に関連する全般的な学習困難とは異なる．知的能力障害が存在する場合，限局性学習症は学習困難がその知的能力障害に通常関連するよりも過剰である場合のみに診断できる．

　神経系または感覚器の障害による学習困難：このような症例では神経学的検査で異常所見を認めるため，限局性学習症は神経系または感覚器の障害（例：小児脳卒中，外傷性脳損傷，聴覚障害，視覚障害）による学習困難とは区別される．

神経認知障害群：限局性学習症における特異的な学習困難の臨床表現は発達期に生じ，その困難さは以前の状態からの顕著な低下としては現れないため，限局性学習症は神経認知障害に関連する学習の問題から区別される．

注意欠如・多動症：注意欠如・多動症ではその問題が学業的技能を習得することにおける特異的な困難さを必ずしも反映しておらず，むしろそのような技能を実行することの困難さを反映しているかもしれないことから，注意欠如・多動症に関連する学業成績不良と限局性学習症とは区別される．しかし，限局性学習症と注意欠如・多動症の併発は，偶然によって起こると考えられるよりも高頻度である．もし，両方の障害の基準を満たすならば，両方の診断を下すことができる．

精神病性障害：限局性学習症は，統合失調症または精神病に伴う学業と認知処理の困難さとは区別されるが，それはこのような疾患ではこれらの機能領域における低下が（しばしば急速に）認められるからである．

■併存症

限局性学習症は，神経発達症（例：注意欠如・多動症，コミュニケーション症群，発達性協調運動症，自閉スペクトラム症）または他の精神疾患（例：不安症群，抑うつ障害群，双極性障害群）と併発することが多い．これらの併存症は限局性学習症の診断を必ずしも除外しないが，同時に起こるこれらの疾患は，単独で学習を含む日常生活の活動を妨げるため，検査および鑑別診断をより困難にするかもしれない．このため，そのような障害が学習の困難さによるものとするには，臨床的な判断が要求される．基準Aに記述されている根本的な学業的技能を学習することの困難さが別の診断で説明できるような所見がある場合は，限局性学習症の診断を下すべきではない．

運動症群/運動障害群
Motor Disorders

発達性協調運動症/発達性協調運動障害
Developmental Coordination Disorder

診断基準　　　　　　　　　　　　　　　　　　　　　315.4（F82）

A. 協調運動技能の獲得や遂行が，その人の生活年齢や技能の学習および使用の機会に応じて期待されるものよりも明らかに劣っている．その困難さは，不器用（例：物を落とす，または物にぶつかる），運動技能（例：物を掴む，はさみや刃物を使う，書字，自転車に乗る，スポーツに参加する）の遂行における遅さと不正確さによって明らかになる．

B. 診断基準Aにおける運動技能の欠如は，生活年齢にふさわしい日常生活活動（例：自己管理，自己保全）を著明および持続的に妨げており，学業または学校での生産性，就労前および就労後の活動，余暇，および遊びに影響を与えている．

C. この症状の始まりは発達段階早期である．

D. この運動技能の欠如は，知的能力障害（知的発達症）や視力障害によってはうまく説明されず，運動に影響を与える神経疾患（例：脳性麻痺，筋ジストロフィー，変性疾患）によるものではない．

■診断的特徴

　発達性協調運動症の診断は，病歴（発達的，医学的），身体検査，学校または職場からの報告，および心理測定的に妥当性があり文化的に適切な標準化された検査を用いてなされた個別的評価を臨床的に総合判断することによって下される．運動協調が必要な技能に障害があることは，年齢によって変化して現れる（基準A）．幼い子どもでは，運動の里程標（例：座る，這う，歩く）に到達することが遅れていることがあるが，その多数が標準的な運動の里程標を達成している．彼らはまた，階段をうまく昇る，ペダルをこぐ，シャツのボタンを掛ける，パズルを完成させる，およびジッパーを使うなどの技能の発達が遅れているかもしれない．その技能が得られている場合でも，動作の遂行は同年代のものに比べてぎこちなく，遅く，または正確さ

が足りないことがある．年長児や成人では，パズルを組み立てる，模型を作る，球技をする（特にチームにおいて），書字をする，タイプを打つ，運転する，または自己管理を行う，などの活動の運動面において，遅く，不正確になるかもしれない．

　発達性協調運動症は，運動技能の障害が家庭，社会，学校，または市民生活における日常活動を行ったり参加したりすることを著しく妨げている場合にのみ診断される（基準B）．これらの活動には例えば，衣類を着る，年齢にふさわしい食器を用いてこぼすことなく食事を摂る，他の人と身体を使う遊びに参加する，定規やはさみなど特定の道具を教室で使う，学校でチームになった運動活動に参加することが含まれる．これらの活動を行う能力が障害されているだけではなく，遂行するのに時間がかかることもよくみられる．書字能力にしばしば影響があるため，その結果，読みやすさや字を書く速さに影響し，そして学業成績にも影響する（この影響は，特定の学習困難とは，字を書く技能の運動性の部分に重点がおかれているかどうかで区別される）．大人では，特に速さや正確さが求められるものについて，教育や仕事での日常技能が協調運動の問題による影響を受ける．

　基準Cでは，発達性協調運動症の症状の始まりが発達段階早期でなければならないと述べている．しかし，発達性協調運動症は5歳より前に診断されることは典型的でなく，それは，この年齢においては多くの運動技能の獲得にかなりの差があり，幼少期において評価が安定せず（例：何人かの子どもは追いつく），または運動の遅れの他の原因が十分に明らかにされていないかもしれないからである．

　基準Dでは，協調運動の困難さが視覚障害によってはうまく説明されず，神経疾患によるものではないときに，発達性協調運動症の診断がなされることと特定している．したがって，診断評価には，視覚機能検査や神経学的検査が含まれていなければならない．知的能力障害（知的発達症）が存在する場合は，運動の困難さはその精神年齢によって期待されるものよりも過剰であるが，IQのカットオフ値やそれを区別する診断基準は特定されていない．

　発達性協調運動症では特に下位分類が用意されていないが，主に粗大な運動技能が損なわれる人，または主に書字能力を含む細かな運動技能が損なわれたりする人がいるかもしれない．

　発達性協調運動症を記述する他の用語として，**小児統合運動障害**，**運動機**

能の特定の発達障害，および小児不器用症候群がある．

■診断を支持する関連特徴
　発達性協調運動症をもつ子どもの中には，抑えられていない手足での舞踏病様運動または鏡像運動のような付加的な（通常は抑圧されている）動作を見せるものがいる．これらの"溢れ出す"動きは，神経学的異常というよりも，神経発達の未成熟や神経学的微細徴候と呼ばれている．最新の文献および臨床実践のどちらにおいても，これらの診断上の役割はいまだ明らかではなく，さらなる評価が必要である．

■有病率
　5～11歳の子どもにおける発達性協調運動症の有病率は5～6％である（7歳の子どもでは1.8％が重度の発達性協調運動症と診断され，3％が発達性協調運動症の可能性が高いと診断される）．男性は女性よりも有病率が高く，男女比は2：1～7：1の間である．

■症状の発展と経過
　発達性協調運動症の経過はさまざまであるが，少なくとも1年の追跡調査では変動がない．長い期間においては改善がみられるかもしれないが，50～70％の子どもで協調運動の問題が青年期になっても続いていると見積もられている．発症は幼児期である．運動の里程標の遅れが最初の徴候となる場合もあるし，ナイフやフォークを握る，服のボタンを掛ける，または球技をするなどのような課題を行う際に，初めてその障害が認められる場合もある．学童期前半には，パズルを組み立てる，模型を作る，球技をする，および書字をするという運動面の困難さのほかにも，運動を連続し協調させることが必要な持ち物の整理についても困難さを生じる．成人期早期では，運転する，道具を使うなどの複雑で機械的な運動技能を用いるような課題を新たに学習する際に，引き続き困難さを認める．メモを取ることやすばやく書字することができないことは，職場での遂行能力に影響を与えることがある．他の疾患との併存（この疾患の「併存症」の項を参照）は，症状，経過，および転帰にさらなる影響を与える．

■ 危険要因と予後要因

環境要因：発達性協調運動症は妊娠中のアルコール曝露後，早産児および低出生体重児においてより多くみられる．

遺伝要因と生理学的要因：基礎となる神経発達過程（特に，視覚運動知覚や空間把握能力を含めた視覚運動技能）の障害が見いだされており，要求される運動の複雑さが増すにつれ，すばやい運動調節の能力に影響が生じる．小脳機能不全が提起されているが，発達性協調運動症の神経学的な基盤はいまだ明らかになっていない．発達性協調運動症と注意欠如・多動症，限局性学習障害，および自閉スペクトラム症が併存することから，共通の遺伝的影響が提起されている．しかし，双生児での一致が一貫するのは重症例に限られている．

経過の修飾要因：注意欠如・多動症と発達性協調運動症をもつ人は，発達性協調運動症のない注意欠如・多動症をもつ人に比べて障害がより強い．

■ 文化に関連する診断的事項

発達性協調運動症は，文化，人種，および社会経済状況にかかわらず発症する．定義上，"日常生活の活動"とは文化の差を含むものであり，それらの活動を学習し練習する適切な機会があったかということと同様に，その人が生活している状況について考慮することが必要になる．

■ 発達性協調運動症の機能的結果

発達性協調運動症は日常生活の活動を機能的に行うことを障害することとなり（基準B），その障害は併存する疾患で増悪する．発達性協調運動症の結果，集団での遊びやスポーツへの参加の減少，低い自尊心や自己肯定感，情緒的または行動的な問題，学業成績の低下，体力の低さ，および身体活動の減少，および肥満が生じる．

■ 鑑別診断

他の医学的疾患による運動障害：運動協調の問題は，視機能障害や特定の神経疾患（例：脳性麻痺，小脳の進行性病変，神経筋疾患）に関連している場合もある．そのような場合には，神経学的検査においてなんらかの所見が得られるだろう．

知的能力障害（知的発達症）：知的能力障害が存在する場合，その知的能力障害に対応して運動能力が損なわれていることがある．しかし，もし運動の困難さが知的能力障害によって説明できるものよりも過剰であり，発達性協調運動症の診断基準を満たしている場合，発達性協調運動症の診断も下すことができる．

注意欠如・多動症：注意欠如・多動症をもつ人は，転ぶ，物にぶつかる，または物をひっくり返すことがある．運動能力の欠如が，発達性協調運動症によるものよりむしろ注意散漫や衝動性に原因があると確かめるためには，さまざまな状況にわたって注意深く観察することが必要である．もし注意欠如・多動症と発達性協調運動症の診断基準をともに満たしている場合，両方の診断を下すことができる．

自閉スペクトラム症：自閉スペクトラム症をもつ人は，例えば球技のような複雑な協調技能が必要とされる課題に参加することに興味がない場合があり，このことは課題の成績や機能に影響を与えるが，運動能力そのものを反映してはいない．発達性協調運動症と自閉スペクトラム症をともに発症することはよくある．どちらの診断基準もともに満たしている場合，両方の診断を下すことができる．

関節過剰運動症候群：関節を過度に伸展することを引き起こす症候群（身体的検査で発見され，しばしば疼痛の訴えがある）をもつ人は，発達性協調運動症と似た症状を呈することがある．

■併存症

発達性協調運動症と併存することが多い疾患には，会話および言語症，限局性学習症（特に読字や書字），注意欠如・多動症（併存率が約50％と最も多く併存する疾患）を含む不注意の問題，自閉スペクトラム症，秩序破壊的および情動的な行動の問題，そして関節過剰運動症候群があげられる．異なる性質をもつ群の併存もみられることがある（例：重度の読字障害，細かな運動の問題，および書字の問題を伴う群，運動制御や運動の計画の障害をもつ一群）．他の疾患が存在することで発達性協調運動症が除外されることはないが，それらの検査がより難しくなることもあり，それが日常の活動の遂行を妨げることもあるので，それゆえに障害が運動技能によるものかどうかの判断が検査者に求められる．

常同運動症/常同運動障害
Stereotypic Movement Disorder

診断基準　307.3（F98.4）

A. 反復し，駆り立てられるように見え，かつ外見上無目的な運動行動（例：手を震わせるまたは手を振って合図する，身体を揺する，頭を打ちつける，自分にかみつく，自分の身体を叩く）
B. この反復性の運動行動によって，社会的，学業的，または他の活動が障害され，自傷を起こすこともある．
C. 発症は発達期早期である．
D. この反復性の運動行動は，物質や神経疾患の生理学的作用によるものではなく，他の神経発達症や精神疾患〔例：抜毛症，強迫症〕ではうまく説明されない．

▶該当すれば特定せよ
自傷行動を伴う（予防手段を講じなければ自傷に結び付くであろう行動を含む）
自傷行動を伴わない

▶該当すれば特定せよ
関連する既知の医学的または遺伝学的疾患，神経発達症，または環境要因
〔例：レッシュ-ナイハン症候群，知的能力障害（知的発達症），子宮内でのアルコール曝露〕
コードするときの注：関連する身体的または遺伝学的疾患，または神経発達症を特定するための追加のコードを使用せよ．

▶現在の重症度を特定せよ
軽度：症状は，感覚的な刺激や気晴らしによって容易に抑制される．
中等度：症状は，明確な保護的手段や行動の修正を要する．
重度：重大な自傷を防ぐために，持続的な監視と保護的手段が必要となる．

■記録の手順
　常同運動症が既知の医学的または遺伝学的疾患，神経発達症，または環境要因と関連する場合には，〔疾患，障害，または要因の名称〕と関連する常同運動症と記録すること（例：レッシュ-ナイハン症候群と関連する常同運動症）．

■特定用語

自傷のない常同運動症の重症度は，感覚的な刺激や気晴らしによって容易に抑制される軽度の状態から，すべての日常活動を著しく妨げる持続的な運動にまで及んでいる．自傷行動の重症度は，その頻度，適応機能への影響，そして身体的損傷の重症度（手を身体に打ちつけることによる軽度の打撲または紅斑から，指の裂傷や切断，頭を打ちつけることによる網膜剥離に至るまで）などのさまざまな次元についてである．

■診断的特徴

常同運動症の基本的な特徴は，反復し，駆り立てられるように見え，かつ外見上無目的な運動行動である（基準A）．これらの行動は，頭，手，または身体の律動的な運動であることが多く，明らかな適応的機能がない．この運動は，止めようとする努力に反応することもしないこともある．定型的に発達した子どもでは，この運動に注意を向けたり，この運動を行うことから気を逸らしたりすると，反復運動を止めることがある．神経発達症の子どもでは，普通，このような努力には反応が乏しい．別の事例では，その人は自己制御する行動を示す（例：手の上に座る，服で腕を覆う，保護的な道具を見つける）．

行動のレパートリーはさまざまである．各個人がそれぞれ自分自身のやり方で"サイン"行動を示す．自傷のない常同運動の例としては，身体を揺する，両手をばたばたさせる，または回転させる，顔の前で指を弾くまたは細かく動かす，腕を振るまたはばたばたさせる，および頭を縦に振るなどがあるが，これらの行動に限られるわけではない．常同的な自傷的行動には，何度も頭を打ちつける，顔を平手で打つ，目を突く，および手，唇，または他の身体の一部を噛むなどがあるが，これらの行動に限られるわけではない．目を突くことは特に懸念され，視覚障害のある子どもでしょっちゅう起こる．複数の運動が組み合わされることもある（例：頭を上に向け，胴体を揺すり，顔の前で小さな紐を繰り返し振るわせる）．

常同運動は1日の間に何度も起こるかもしれないし，それは数秒～数分またはそれ以上続くこともある．その頻度は，1日のうちに何度も起こるものから，エピソード間で数週間経過するものまで，さまざまに変化しうる．その行動は，他の活動に没頭したとき，興奮したとき，ストレスを受けたと

き，疲れたとき，または退屈なときなどに起こり，その起こり方は状況によって変化する．基準Aでは，その運動が"外見上"無目的であることを必要としている．しかし，その運動がなんらかの機能を果たす場合がある．例えば，常同運動が外的なストレス因によって生じた不安を減弱させるかもしれない．

　基準Bでは，常同運動が社会的，学業的，または他の活動を妨害し，ある子どもでは自傷に至るかもしれない（または保護的な手段が用いられなければ至るだろう）と述べている．自傷が存在している場合，特定用語を使ってコードすべきである．常同運動症の発症は発達期早期である（基準C）．基準Dでは，常同運動症における反復性の常同行動は，物質や神経疾患の生理学的作用によるものではなく，他の神経発達症や精神疾患ではうまく説明されないと述べている．常同運動の存在は，特に1〜3歳児では，まだ発見されていない神経発達の問題を示しているかもしれない．

■有病率

　単純な常同運動（例：揺すること）は定型発達の幼児にもよくみられる．複雑な常同運動ははるかに少ない（発生頻度は約3〜4％）．知的能力障害（知的発達症）をもつ人の4〜16％は，常同行為や自傷を行う．その危険性は重度の知的能力障害をもつ人でより高くなる．知的能力障害をもち施設で居住生活している人の中では，10〜15％に自傷を伴う常同運動症をもつこともある．

■症状の発展と経過

　常同運動は典型的には生後3年以内に始まる．単純な常同運動は乳幼児期によくみられ，運動制御の習得にかかわっているかもしれない．複雑な常同運動を発症した子どもでは，約80％が生後24カ月以前，12％が24〜35カ月，8％が36カ月以降に症状が出現する．ほとんどの定型発達児では，これらの運動は時間が経つにつれて解消するか，または抑制される．複雑な常同運動の始まりは，乳幼児期またはそれ以降の発達期であろう．知的能力障害をもつ人では，自傷の表出方法や様式は変化するかもしれないが，常同的な自傷行動が何年も続くかもしれない．

■危険要因と予後要因

環境要因：社会的な孤立は，反復性の自傷を伴う常同運動へ発展することのある自己刺激の危険要因となる．環境的ストレスも常同行動のきっかけになるかもしれない．恐怖は生理学的状態を変化させ，その結果常同行動の頻度を増加させるかもしれない．

遺伝要因と生理学的要因：認知機能の低さは，常同行動を行う危険性の高さ，および介入に対する反応性の乏しさと関連している．特定の症候群（例：レット症候群）または環境要因（例：相対的に刺激が不十分である環境）によって常同行為を行う危険性が高い状態にあると思われる中等度から重度，または最重度の知的能力障害をもつ人の中で，常同運動はより多くみられる．反復性の自傷行動は神経遺伝的症候群の行動表現型であるかもしれない．例えばレッシュ-ナイハン症候群では，常同的なジストニア運動を認め，行動を抑制されなければ，自ら指を切断する，唇を噛む，および他の形の自傷も認め，レット症候群やコルネリア・デ・ランゲ症候群では，手を口へ入れる常同行為によって自傷が引き起こされるかもしれない．常同行動は痛みを伴う医学的疾患（例：中耳炎，歯科的問題，胃食道逆流症）に起因するかもしれない．

■文化に関連する診断的事項

自傷の有無にかかわらず，常同運動症はすべての人種や文化において発症する．異常な行動に対する文化的姿勢が，診断の遅れをきたすかもしれない．常同運動に対する全般的な文化的寛容性や姿勢には違いがあり，それも考慮されなければならない．

■鑑別診断

正常発達：単純な常同運動は乳幼児期や小児期早期によくみられる．体を揺することは睡眠から覚醒への移行期に生じることがあり，通常は年齢とともに解決する．複雑な常同症は定型発達児にはほとんどみられず，通常は気晴らしや感覚刺激によって抑えることができる．個人の日課にはほとんど影響せず，一般的にその運動は苦痛をもたらさない．こうした状況でこの診断は適切ではないであろう．

自閉スペクトラム症：常同運動は自閉スペクトラム症の症状を表している

ものかもしれず,反復性の運動と行動を評価する際には考慮されなければならない.自閉スペクトラム症で認められる社会的コミュニケーションと相互性の欠陥は,常同運動症では認められないことが一般的であり,それゆえに,対人的相互反応,社会的コミュニケーション,および柔軟性に欠ける反復的行動や興味は,鑑別するうえでの特徴となる.自閉スペクトラム症が存在する場合,常同運動症が診断されるのは,自傷があるかまたは常同行動が治療の焦点となるほどに十分重度であるときにのみである.

チック症群:典型的には,常同症の始まる年齢(3歳未満)は,平均して5~7歳で始まるチックに比べて早い.常同症は,表出が変化しやすいチックに比べて,その様式や形態が不変で固定化されている.常同症は腕,手,または身体全体に生じるかもしれないのに対し,チックは目,顔,頭,そして肩に生じることが多い.一般的に短時間で,すばやく,不規則で,そして変動的であるチックと比べ,常同運動症は,より固定化され,律動的で,持続時間が長い.チックと常同症はいずれも気晴らしにより軽減される.

強迫症および関連症群:常同運動症は,強迫観念がないことだけでなく,反復行為の特性によっても強迫症から鑑別される.強迫症では,強迫観念に反応して,または厳格に守らなければならない規則に従って,反復行為を行うことに駆り立てられるように感じる一方,常同運動症では,その行動は駆り立てられるように見えるが無目的に見える.抜毛症と皮膚むしり症は身体に焦点を当てた反復行為(例:髪を抜く,皮膚をむしる)を特徴とし,それらは駆り立てられているように見えるかもしれないが,無目的に見えず,様式的または律動的でもない.さらに,抜毛症と皮膚むしり症の発症は典型的には発達段階早期ではなく,思春期またはそれ以降である.

他の神経疾患および医学的疾患:常同運動の診断は,習慣,わざとらしさの癖,発作性ジスキネジア,および良性遺伝性舞踏病を除外する必要がある.ミオクローヌス,ジストニア,チック,および舞踏病のような他の疾患を示唆する特徴を評価するために,神経学的な病歴と検査が必要になる.神経疾患に関連した不随意運動は,その徴候や症状によって鑑別できるかもしれない.例えば,遅発性ジスキネジアでの反復性常同運動は,神経遮断薬の慢性使用の病歴と,特徴のある口部または顔面のジスキネジア,または体幹または手足の不規則な運動によって鑑別できる.これらの運動型では自傷には至らない.アンフェタミン中毒または乱用に関連した反復性の皮膚むしり

や引っ掻き（例：患者は物質・医薬品誘発性強迫症および関連症と診断される），および他の神経疾患に関連した反復性の舞踏病様運動に対して，常同運動症と診断するべきではない．

■併存症

常同運動症は主診断として現れることもあるし，別の疾患の副診断として現れることもある．例えば，レッシュ-ナイハン症候群，レット症候群，脆弱X症候群，コルネリア・デ・ランゲ症候群，およびスミス-マゲニス症候群のようなさまざまな神経遺伝学的疾患の徴候として常同症が認められることはよくあることである．他の医学的疾患と常同運動症がともに生じている場合，両方のコードをつけるべきである．

チック症群/チック障害群
Tic Disorders

診断基準

注：チックとは，突発的，急速，反復性，非律動性の運動または発声である．

トゥレット症/トゥレット障害　　　　　　　　307.23（F95.2）

A. 多彩な運動チック，および1つまたはそれ以上の音声チックの両方が，同時に存在するとは限らないが，疾患のある時期に存在したことがある．
B. チックの頻度は増減することがあるが，最初にチックが始まってから1年以上は持続している．
C. 発症は18歳以前である．
D. この障害は物質（例：コカイン）の生理学的作用または他の医学的疾患（例：ハンチントン病，ウイルス性脳炎）によるものではない．

持続性（慢性）運動または音声チック症/持続性（慢性）運動または音声チック障害　　　　　　　　307.22（F95.1）

A. 1種類または多彩な運動チック，または音声チックが病期に存在したことがあるが，運動チックと音声チックの両者がともにみられることはない．

B. チックの頻度は増減することがあるが，最初にチックが始まってから1年以上は持続している．
C. 発症は18歳以前である．
D. この障害は物質（例：コカイン）の生理学的作用または他の医学的疾患（例：ハンチントン病，ウイルス性脳炎）によるものではない．
E. トゥレット症の基準を満たしたことがない．

▶該当すれば特定せよ
　運動チックのみを伴う
　音声チックのみを伴う

暫定的チック症/暫定的チック障害　　　　　307.21（F95.0）

A. 1種類または多彩な運動チックおよび/または音声チック．
B. チックの持続は最初にチックが始まってから1年未満である．
C. 発症は18歳以前である．
D. この障害は物質（例：コカイン）の生理学的作用または他の医学的疾患（例：ハンチントン病，ウイルス性脳炎）によるものではない．
E. トゥレット症または持続性（慢性）運動または音声チック症の基準を満たしたことがない．

■特定用語

　特定用語「運動チックのみを伴う」または「音声チックのみを伴う」は持続性（慢性）運動または音声チック症に対してのみ求められる．

■診断的特徴

　チック症群は，トゥレット症，持続性（慢性）運動または音声チック症，暫定的チック症，そして他の特定されるおよび特定不能のチック症群の4つの診断カテゴリーから構成される．いずれのチック症の診断も，運動や音声チックの存在（基準A），チック症状の持続期間（基準B），発症年齢（基準C），および他の医学的疾患または物質使用などの既知の原因の欠如（基準D）に基づいている．各チック症群は階層的順序があり〔例：トゥレット症，持続性（慢性）運動または音声チック症，暫定的チック症，他の特定されるおよび特定不能のチック症群の順〕，そのため一度ある階層レベルのチック症と診断されると，それより下位の階層の診断がなされることはない

(基準 E)．

　チックは突発的，急速，反復性，非律動性の運動または発声である．チックをもつ人は時間とともにさまざまなチック症状を呈すが，ある時点において，特徴的な様式でチックのレパートリーを繰り返すようになる．チックはほぼすべての筋群または発声を含みうるが，まばたきや咳払いのような特定のチック症状は，疾患をもつ人すべてに広く認められる．チックは一般には不随意的なものとして体験されるが，さまざまな時間の長さで随意的に抑制できる．

　チックは単純性か複雑性かどちらかであろう．**単純性運動チック**は持続時間が短く（すなわち，千分の数秒間），まばたき，肩すくめ，および四肢の伸展を含んでいることがある．単純性音声チックは，咳払い，鼻鳴らし，およびうなりを含み，しばしば横隔膜や中咽頭筋の収縮によって引き起こされる．**複雑性運動チック**は，持続時間がより長く（すなわち，数秒間），頭の回転と肩すくめが同時に起こるような単純性チックの組み合わせをしばしば含んでいる．複雑性チックは，チック様の性的または卑猥な身振り（**汚行**），または誰か他の人の運動のチック様のまね（**反響動作**）のように合目的的に見える可能性がある．同様に，複雑性音声チックは，自分自身の音声や言葉の繰り返し（**同語反復**），最後に聞いた言葉や音節の繰り返し（**反響言語**）や，わいせつな言葉，または民族的，人種的，または宗教的中傷などの社会的に受け入れられない言葉の発言（**汚言**）を含む．重要なことには，汚言は，突然，激しく叫ぶまたは低くうなるような発言で，対人交流でみられる似たような不適切な会話における韻律は欠如している．

　運動チックおよび/または音声チックの存在の仕方は，4つのチック症群によって異なる（基準 A）．トゥレット症には運動と音声チックの両方が存在しなくてはならないが，持続性（慢性）運動チックおよび/または音声チック症には運動チックのみ，または音声チックのみが存在する．暫定的チック症では運動と音声チックが存在するかもしれない．他の特定されるまたは特定不能のチック症群では，運動症の症状がチックとして最もよく特徴づけられているが，出現の仕方や発症年齢が非定型的であったり，既知の病因を有していたりする．

　最低1年間の持続期間という基準（基準 B）により，トゥレット症，または持続性（慢性）運動または音声チック症と診断された人は持続する症状を

もっていたものと決められている．チックの重症度は増悪と寛解を繰り返し，なかには数週間〜数カ月にわたるチックのない期間がある人もいるが，最初にチックが出現してから1年以上の期間チック症状があった人は，チックのない期間の長さにかかわらず持続した症状をもつとみなされるだろう．最初にチックが出現したときから運動チックおよび/または音声チックが1年未満しか持続していないものは，暫定的チック症の診断を考慮されうる．他の特定されるまたは特定不能のチック症群では，持続期間の指定はない．チックの発症は18歳未満でなければならない（基準C）．チック症群は典型的には思春期前に始まり，平均発症年齢は4〜6歳であり，10代においてはチック症群を新規に発症する率は減少する．成人におけるチック症状の新規発症は非常にまれであり，しばしば薬物への曝露（例：過剰なコカイン使用）と関連したり，または中枢神経系の損傷の結果（例：ウイルス脳炎後）であったりする．10代や成人になってチックを発症することは一般的ではないが，青年や成人が初めて診断的評価を受けることは珍しくなく，注意深く評価してみると，小児期にさかのぼって弱い形で症状があったという病歴が判明する．通常の年齢外でチックを示唆する異常運動が新規に発症した場合は，他の運動症群または特定の病因を評価するべきである．

　チック症状は，物質の生理学的作用または他の医学的疾患によるものであってはならない（基準D）．病歴，身体診察，および/または検査値から，チック症が考えうる，近似している，さらにおそらくそうだという原因を示唆するような強い証拠がある場合は，他の特定されるチック症の診断が用いられるべきである．

　過去にトゥレット症の診断基準を満たしたことがあれば，持続性（慢性）運動または音声チック症の診断の可能性は否定される（基準E）．同様に，過去に持続性（慢性）運動または音声チック症と診断されていれば，暫定的チック症または他の特定されるまたは特定不能のチック症と診断が否定される（基準E）．

■有病率

　チックは小児期によくみられるが，たいていの場合は一過性である．トゥレット症の推定有病率は学童期の子どもで1,000人あたり3〜8人の範囲である．男性は女性より罹患する頻度が高く，性比は2：1〜4：1と変異する．

米国の全国調査では，臨床的に確認された症例の有病率は1,000人あたり3人と推計されている．確認された症例の頻度は，アフリカ系アメリカ人とヒスパニックの間で低く，これは治療機会の差に関連しているかもしれない．

■症状の発展と経過

チックの発症は通常4～6歳の間である．重症度のピークは10～12歳の間にあり，青年期の間に重症度は減弱する．チック症群をもつ成人の多くは症状の軽減を経験する．少数例で，成人期において持続する重度のまたは悪化する症状がみられる．

チック症状はあらゆる年齢群で生涯を通して同じように現れる．チックは，重症度が軽快と悪化を繰り返し，障害される筋群と発声が時間とともに変化する．子どもが成長するにつれて，チックに先行する身体的感覚のような前駆的衝動やチックが現れた後に緊張が低下する感覚に関連したチックを報告するようになる．前駆的衝動に関連したチックは，衝動やチックを我慢できるという点で，完全には"不随意的"ではないものと経験されるかもしれない．人によっては特異な方法でチックを行う欲求を感じたり，または，チックが"ちょうどよく"行われたという感覚が得られるまでチックを繰り返したりすることがある．

さまざまな併発疾患の危険が高い年齢を通過するに従って，その疾患を発症することに対する脆弱性は変化する．例えば，うつ病，物質使用障害，または双極性障害の新規発症をより多く経験しやすい10代の子どもや成人と比べて，チック症群をもつ思春期前の子どもは，注意欠如・多動症，強迫症，および分離不安症をより多く経験しやすい．

■危険要因と予後要因

気質要因：チックは不安，興奮，および強い疲労によって悪化し，落ち着いて集中している活動中は改善する．放課後や夜に自宅でくつろいでいるときよりも，学業や仕事で作業に従事しているときのほうが，チックが少ないかもしれない．ストレスの多い刺激的な出来事（例：テストを受ける，刺激的な活動に参加する）は，しばしばチックを悪化させる．

環境要因：他者の身振りや音声を観察することで，チック症をもつ人が同じような身振りや音声を発することになるかもしれず，それは意図的なもの

として他者に誤解されるかもしれない．これは，権威のある者（例：教師，監督者，警察官）とかかわる際に特に問題となる可能性がある．

遺伝要因と生理学的要因：遺伝要因と環境要因はチック症状の表出と重症度に影響する．トゥレット症の重要なリスク対立遺伝子とチック症群の家族におけるまれな遺伝子変異が同定されている．産科的合併症，父親の高年齢，低出生体重，および妊娠中の母親の喫煙が，チックの重症度の悪化に関連している．

■文化に関連する診断的事項

チック症群は，臨床的な特徴，経過，または人種，民族性，および文化による病因などで変化しないようにみえる．しかし，人種，民族性，および文化は，援助の求め方や治療の選択に影響するだけでなく，家族と地域の中でチック症群がどのように理解され対処されるかに影響を与えるかもしれない．

■性別に関連する診断的事項

男性は女性よりも罹患しやすいが，チックの種類，発症年齢，または経過に性差はない．持続性チック症群をもつ女性は不安と抑うつをより経験しやすいかもしれない．

■チック症群の機能的結果

軽度～中等度のチックの重症度をもつ多くの人は，機能では苦痛または障害を経験せず，自分のチックに気づきさえしないかもしれない．より重度の症状をもつ人は一般的に日常生活での障害をより多くかかえるが，中等度または重度のチック症群をもつ人でさえ十分に機能することがある．注意欠如・多動症または強迫症といった併発疾患の存在は機能により大きな影響を与える可能性がある．それほど多くはないが，チックは日常活動における機能を崩壊させ，社会的孤立，対人葛藤，仲間からの迫害，仕事または学校における機能低下，および生活の質の低下をもたらす．その人はまた著しい心理的苦痛を経験するかもしれない．トゥレット症のまれな合併症には（顔面の自己殴打による）眼球損傷，整形外科的および神経学的損傷（例：頭や首の力まかせの運動による椎間板疾患）といった身体的損傷がある．

■鑑別診断

　他の医学的疾患および常同運動症に随伴する可能性のある異常運動：運動常同症は不随意性，律動的，反復的，予測可能な運動で，目的があるようにみえるが明らかな適応的な機能または目的はなく，そして気を逸らすことにより停止するものとして定義される．例として，反復的に手を振る/回す，腕をばたばたさせる，および手指の小刻みな揺れがある．運動常同症は早期に発症すること（3歳未満），持続時間が長いこと（数秒〜数分），一定で反復的な固定化された様式および部位，活動への没頭による悪化，前兆衝動の欠如，気を逸らすことにより停止すること（例：名前を呼ぶまたは体に触れる）からチックと区別できる．**舞踏病**は，すばやく，でたらめな，持続的，突発的，不規則，予測不可能で，常同性のない活動であるが，それは通常，両側性で身体の全体（すなわち，顔，体幹，および四肢）に及ぶ．運動の時期，方向，分布は刻々変化し，運動は自発的な動作を始めようとするとたいていは悪化する．**ジストニア**は主動筋と拮抗筋の両方が同時に持続的に起こる痙縮であり，ゆがんだ姿勢または身体各部分の運動を引き起こす．ジストニア姿勢は自発的運動をすることがきっかけでしばしば引き起こされ，睡眠中にはみられない．

　物質誘発性および発作性ジスキネジア：発作性ジスキネジアは通常ジストニアまたは舞踏病アテトーゼ様運動として生じるが，それらの運動は自発的動作および運動により引き起こされ，正常の背景活動から生じることはまれである．

　ミオクローヌス：ミオクローヌスは突然の一方向への運動により特徴づけられ，しばしば非律動的である．運動により悪化し，睡眠中に生じるかもしれない．ミオクローヌスは，すばやさ，抑制可能でないこと，および前兆衝動の欠如によりチックから区別される．

　強迫症および関連症群：チックから強迫性の行動を区別することは困難であるかもしれない．強迫性の行動らしいという手がかりには，認知を基礎とした衝動（例：汚染恐怖）と，特定の方法で，特定の回数，身体の両側を等しく，または"ちょうどぴったり"の感覚を得られるまで行為したい欲求がある．持続的な抜毛，皮膚むしり，爪噛みを含む，衝動制御の問題および他の反復行動は，チックより目標指向的で複雑であるようにみえる．

■併存症

多くの医学的疾患と精神疾患がチック症群に併発することが記載されているが，注意欠如・多動症や強迫症および関連症群が特に多い．チック症にみられる強迫症状は，より対称性および順序に強くこだわる症状と，選択的セロトニン再取り込み阻害薬による薬剤治療に反応が乏しいことにより特徴づけられる傾向がある．注意欠如・多動症をもつ子ども達は，秩序破壊的行動，社会的未熟，学習困難などを示すかもしれないが，それが学業の進歩や人間関係を妨げ，チック症によるものよりも大きな障害を引き起こすかもしれない．チック症群をもつ人はまた，他の運動障害やうつ病性障害，双極性障害，または物質使用障害といった他の精神疾患をもつ可能性がある．

他の特定されるチック症/他の特定されるチック障害
Other Specified Tic Disorder

307.20 (F95.8)

このカテゴリーは，臨床的に意味のある苦痛，または社会的，職業的，または他の重要な領域における機能の障害を引き起こすチック症に特徴的な症状が優勢であるが，チック症または神経発達症の診断分類の中のどの疾患の基準も完全には満たさない場合に適用される．他の特定されるチック症のカテゴリーは，臨床家が，その症状がチック症または特定の神経発達症の基準を満たさないという特定の理由を伝える選択をする場合に使用される．これは，「他の特定されるチック症」の後に特定の理由（例：「18歳以降の発症」）を記録することによって行われる．

特定不能のチック症/特定不能のチック障害
Unspecified Tic Disorder

307.20 (F95.9)

このカテゴリーは，臨床的に意味のある苦痛，または社会的，職業的，または他の重要な領域における機能の障害を引き起こすチック症に特徴的な症状が優勢であるが，チック症または神経発達症の診断分類の中のどの疾患の基

準も完全には満たさない場合に適用される．特定不能のチック症のカテゴリーは，臨床家が，チック症または特定の神経発達症の基準を満たさないとする理由を特定しないことを選択する場合，およびより特定の診断を下すのに十分な情報がない状況において使用される．

他の神経発達症群/他の神経発達障害群
Other Neurodevelopmental Disorders

他の特定される神経発達症/他の特定される神経発達障害
Other Specified Neurodevelopmental Disorder

315.8（F88）

このカテゴリーは，臨床的に意味のある苦痛，または社会的，職業的，または他の重要な領域における機能の障害を引き起こす神経発達症に特徴的な症状が優勢であるが，神経発達症の診断分類の中のどの疾患の基準も完全には満たさない場合に適用される．他の特定される神経発達症のカテゴリーは，臨床家が，その症状が神経発達症の基準を満たさないという特定の理由を伝える選択をする場合に使用される．これは，「他の特定される神経発達症」の後に特定の理由（例：「出生前のアルコール曝露に関連した神経発達症」）を記録することによって行われる．

「他の特定される」という用語を使用して特定できる症状の例は以下である．
出生前のアルコール曝露に関連した神経発達症：出生前のアルコール曝露に関連した神経発達症は，子宮内でのアルコール曝露に続く，一連のさまざまな発達能力低下により特徴づけられる．

特定不能の神経発達症/特定不能の神経発達障害
Unspecified Neurodevelopmental Disorder

315.9（F89）

このカテゴリーは，臨床的に意味のある苦痛，または社会的，職業的，または他の重要な領域における機能の障害を引き起こす神経発達症に特徴的な症

状が優勢であるが，神経発達症の診断分類の中のどの疾患の基準も完全には満たさない場合に適用される．特定不能の神経発達症のカテゴリーは，臨床家が，神経発達症の基準を満たさないとする理由を特定しないことを選択する場合，およびより特定の診断を下すのに十分な情報がない状況（例：救命救急室の場面）において使用される．

第2章

診断基準を使いこなすための指針

『DSM-5 ガイドブック─診断基準を使いこなすための指針』より

神経発達症群/神経発達障害群（2頁）	Neurodevelopmental Disorders
知的能力障害群（5頁）	Intellectual Disabilities
知的能力障害（知的発達症/知的発達障害）（5頁）	Intellectual Disabilities (Intellectual Developmental Disorder)
317（F70）	317（F70）
軽度	Mild
318.0（F71）	318.0（F71）
中等度	Moderate
318.1（F72）	318.1（F72）
重度	Severe
318.2（F73）	318.2（F73）
最重度	Profound
315.8（F88）	315.8（F88）
全般的発達遅延（15頁）	Global Developmental Delay
319（F79）	319（F79）
特定不能の知的能力障害（特定不能の知的発達症/特定不能の知的発達障害）（16頁）	Unspecified Intellectual Disability (Intellectual Developmental Disorder)
コミュニケーション症群/コミュニケーション障害群（16頁）	Communication Disorders
315.32（F80.2）	315.32（F80.2）
言語症/言語障害（17頁）	Language Disorder
315.39（F80.0）	315.39（F80.0）
語音症/語音障害（20頁）	Speech Sound Disorder
315.35（F80.81）	315.35（F80.81）
小児期発症流暢症（吃音）/小児期発症流暢障害（吃音）（23頁）	Childhood-Onset Fluency Disorder (Stuttering)
315.39（F80.89）	315.39（F80.89）
社会的（語用論的）コミュニケーション症/社会的（語用論的）コミュニケーション障害（26頁）	Social（Pragmatic）Communication Disorder
307.9（F80.9）	307.9（F80.9）
特定不能のコミュニケーション症/特定不能のコミュニケーション障害（29頁）	Unspecified Communication Disorder
自閉スペクトラム症/自閉症スペクトラム障害（29頁）	Autism Spectrum Disorder
299.00（F84.0）	299.00（F84.0）
自閉スペクトラム症/自閉症スペクトラム障害（29頁）	Autism Spectrum Disorder

（つづく）

神経発達症群/神経発達障害群 (2頁)	Neurodevelopmental Disorders
注意欠如・多動症/ 注意欠如・多動性障害（44 頁）	Attention-Deficit/Hyperactivity Disorder
注意欠如・多動症/注意欠如・多動性障害（44 頁）	Attention-Deficit/Hyperactivity Disorder
314.01（F90.2） 混合して存在	314.01（F90.2） Combined presentation
314.00（F90.0） 不注意優勢に存在	314.00（F90.0） Predominantly inattentive presentation
314.01（F90.1） 多動・衝動優勢に存在	314.01（F90.1） Predominantly hyperactive/impulsive presentation
314.01（F90.8） 他の特定される注意欠如・多動症/他の特定される注意欠如・多動性障害（55 頁）	314.01（F90.8） Other Specified Attention-Deficit/Hyperactivity Disorder
314.01（F90.9） 特定不能の注意欠如・多動症/特定不能の注意欠如・多動性障害（55 頁）	314.01（F90.9） Unspecified Attention-Deficit/Hyperactivity Disorder
限局性学習症/限局性学習障害（56 頁）	Specific Learning Disorder
限局性学習症/限局性学習障害（56 頁）	Specific Learning Disorder
315.00（F81.0） 読字の障害を伴う	315.00（F81.0） With impairment in reading
315.2（F81.81） 書字表出の障害を伴う	315.2（F81.81） With impairment in written expression
315.1（F81.2） 算数の障害を伴う	315.1（F81.2） With impairment in mathematics
運動症群/運動障害群（69 頁）	Motor Disorders
315.4（F82） 発達性協調運動症/発達性協調運動障害（69 頁）	315.4（F82） Developmental Coordination Disorder
307.3（F98.4） 常同運動症/常同運動障害（74 頁）	307.3（F98.4） Stereotypic Movement Disorder
チック症群/チック障害群（79 頁）	Tic Disorders
307.23（F95.2） トゥレット症/トゥレット障害（79 頁）	307.23（F95.2） Tourette's Disorder

（つづく）

神経発達症群/神経発達障害群（2頁）	Neurodevelopmental Disorders
307.22（F95.1） 持続性（慢性）運動または音声チック症/持続性（慢性）運動または音声チック障害（79頁）	307.22（F95.1） Persistent（Chronic）Motor or Vocal Tic Disorder
307.21（F95.0） 暫定的チック症/暫定的チック障害（80頁）	307.21（F95.0） Provisional Tic Disorder
307.20（F95.8） 他の特定されるチック症/他の特定されるチック障害（86頁）	307.20（F95.8） Other Specified Tic Disorder
307.20（F95.9） 特定不能のチック症/特定不能のチック障害（86頁）	307.20（F95.9） Unspecified Tic Disorder
他の神経発達症群/ 他の神経発達障害群（87頁）	Other Neurodevelopmental Disorders
315.8（F88） 他の特定される神経発達症/他の特定される神経発達障害（87頁）	315.8（F88） Other Specified Neurodevelopmental Disorder
315.9（F89） 特定不能の神経発達症/特定不能の神経発達障害（87頁）	315.9（F89） Unspecified Neurodevelopmental Disorder

　神経発達症群に関する章はDSM-Ⅳの「通常，幼児期，小児期，または青年期に初めて診断される障害」の再構成である．このカテゴリーはDSM-Ⅲに最初に含められたが，知的障害（「精神遅滞」の題目で），多動を伴う注意欠陥障害〔訳注：DSM-Ⅲではattention deficit disorder with hyperactivityと記載されていた〕，行為障害，小児期の不安障害，摂食障害，常同運動障害およびいくつかの他の障害をまとめていたものである．それ以前の版では知的障害を認めていたが，他の小児期発症の疾患についてはほとんど注意が払われていなかったので，以前の版からは進歩したことを示していた．DSM-Ⅰでは，小児期の障害は，精神欠損，一過性の状況によるパーソナリティ障害，幼児期の適応反応，青春期の適応反応，小児期の適応反応のカテゴリーにまとめられていた．後者には，習慣の障害（すなわち，爪噛み，指吸い，遺尿，自慰，かんしゃく，チック，習慣性痙縮，夢遊症，過活動，恐怖症）のような状態を含んでいた．

精神遅滞という用語は DSM-Ⅱ（米国精神医学会, 1968）で精神欠損からの置き換えで導入され，さまざまな身体性，感染性および他の原因の遅滞を含めるようカテゴリーが拡大された．「小児期および青年期の行動障害」というカテゴリーは「小児期，青年期に発症する，一過性の状況による障害よりは安定し，内在化され，治療抵抗性であるが，精神病，神経症，パーソナリティ障害よりは軽度な障害」を同一のグループに含めるために導入された．運動亢進反応，離脱反応，過剰不安反応，逃避反応，非社会的攻撃的反応，およびグループ非行反応が含められた．

DSM-Ⅲの著者らは，幼児期，小児期または青春期に起源がある知的，行動，感情，身体の障害および発達障害を1つにまとめた．重要な貢献は広汎性発達障害の導入であって，その最も顕著な例は幼児期自閉症で，何十年もなんらかの形では認められていたが，決して正式に分類されていなかった．また，新たなものが多軸システムであり，精神遅滞はⅡ軸にコードされた．『DSM-5 ガイドブック―診断基準を使いこなすための指針』第2章の「DSM-5 の使用法と DSM-Ⅳからの主要な変更点」で論じられているように，多軸システムが DSM-5 から除かれた．DSM-Ⅲ-R と DSM-Ⅳにはさらなる変化（例：摂食障害のために新しい章を作ったこと）があったが，早期に発症する障害のカテゴリーには大きな変更がないままである．

本項ではいくつかの大きな変化に焦点を合わせる．第1に，DSM-5 の中で第一線に位置づけられたことは，DSM-5 マニュアルの全体的再構成の反映と，疾患の発達上の軌跡を強調したことを反映している．第2に，精神遅滞という用語に知的障害（知的発達障害）がとって代わった．修正された診断では，以前なら精神遅滞と診断されていた人を含むことになるが，そのカテゴリーに入れるかどうかを決定づけるのはもはや IQ ではない．その代わりに，下位分類は，軽度，中等度，重度，または最重度といった重症度を用いて分類される．神経発達症群作業部会は精神遅滞という用語は烙印を押すようなもので，もはや役に立たないと考えた．さらに，知的障害という用語は 2010 年に米国の法律（ローザ法）で採用された言い回しを反映しており，その用語は専門誌で使用され，一部の患者支援団体によって支持された．知的発達障害という用語は ICD-11 のために提案された用語と整合性がある．その作業部会によって表明されたもう1つの懸念は，知的障害を定義する特徴として IQ への恣意的な依存があることで，それは知的障害をもつ人に対

する微妙な見方を可能にするよう，機能のそれぞれ異なった分野（社会，概念/知的，行動的）を考慮に入れていないからである．

　DSM-5のもう1つの大きな変更は，DSM-Ⅳのカテゴリー，つまり，自閉性障害，レット症候群，小児期崩壊性障害，アスペルガー障害，特定不能の広汎性発達障害を統合して，自閉スペクトラム症という総括的なカテゴリーを作り出した決定であった．疾患が以前に信じられていたほどにははっきりと独立したものではなく，臨床家がそれらを区別するのに困難だったという研究結果がその変更のきっかけとなった．以前はこれらの障害のおのおのに含まれていたすべての人を新しいカテゴリーに含めなければならないので，その微妙な区別は重症度の特定用語によって十分に表現されなければならない．この変更は臨床家とその患者と親達によって批判されてきた．親達は，修正されたカテゴリーによって彼らの子どもが教育や他の利益を得ることができないままになるかもしれないという懸念を表明し，一方で自己意識をもったアスペルガー障害の人々は市民権を剝奪されると感じた．

　他の分類の変更には，反抗挑発症と素行症が「秩序破壊的・衝動制御・素行症群」の章に移されたことがある．排泄症群（遺糞症と遺尿症）は今回独立した章があり，食行動障害（異食症，反芻症，乳児期または早期幼児期の食行動障害）は，摂食行動の障害に関するより包括的な章にするために摂食障害群に統合されている．分離不安症と選択性緘黙は「不安症群」に移されている．反応性アタッチメント障害は，社会的ネグレクトとの関係を明確にするために「心的外傷およびストレス因関連障害群」に移されている．

　コミュニケーション症は言語症，語音症，小児期発症流暢症（吃音），社会的（語用論的）コミュニケーション症を含む．**学習障害**という用語は**限局性学習症**に変わり，以前の学習障害（読字障害，算数障害，書字表出障害）はもはや含まれていない．それらは現在，読字，書字，算数の障害についてコードのついた特定用語を含む単一の障害として表現される．最後に，他の特定されるおよび特定不能の注意欠如・多動症の診断が加えられた（90～92頁）．

知的能力障害群
Intellectual Disabilities

知的能力障害（知的発達症/知的発達障害）
Intellectual Disability（Intellectual Developmental Disorder）

(5頁／手引●17頁)

　知的能力障害（知的発達症）の基本的な特徴は，発達期に発症した（基準C）全般的な精神的能力の欠陥（基準A）と，その人の年齢，性別，および社会文化的背景が同等の仲間達と比べて，日常の適応機能が障害されることである（基準B）．知的発達症をもつ人には行動や情動の管理，対人関係，学習過程の動機づけを維持することなどに困難があるかもしれない．

　診断は知能の臨床的評価と標準化された検査に基づいている．知能とは，実用的な理解，物の操作のみならず，学校での学習，社会的な理解において適用される論理的思考，問題解決，計画作成，抽象的思考，複雑な概念の理解，判断，学校での学習および経験からの学習を含む全般的知的機能として定義されている．IQは一般的に標準化された検査を用いて測定される．そのような検査では，知的障害のカテゴリーに入るのは，測定誤差（一般的に+5点）の余白を含めて，その母平均よりも約2標準偏差またはそれ以下であると考えられている．標準偏差が15および平均が100の検査では，これは65～75の値である．検査結果の解釈や知的能力の評価を行うために，臨床的訓練および判断が必要とされる．関連する文化的背景，母国語，コミュニケーション症群のような知的障害以外の要因が行為の遂行を制限するかもしれない．

　知的発達症は広くみられ（一般人口の1～2%），女児よりも男児に多い．これらの障害の大部分は，脳を傷つけその正常発達に影響を及ぼすさまざまな要因により，最終的に共通の経路から生じる．ダウン症候群は染色体が原因で起こる精神遅滞では最も一般的であるが，脆弱X症候群は遺伝性知的障害ではおそらく最も一般的である．先天代謝異常（例：テイ・サックス病）が症例の原因となる割合は少ない．他の要因には，母体の栄養不良または物質乱用，放射線のような突然変異誘発因子への曝露，糖尿病，妊娠高血圧症候群，風疹のような母体の疾患，母親からの虐待とネグレクトがある．

脳損傷の原因となる出産時の外傷，または乳児期，幼児期の栄養不良のような周産期と出産後初期の要因もあるかもしれない．

DSM-5 ではこのカテゴリーに対していくつかの重要な変更が行われた．名称が精神遅滞（国際的にも米国連邦政府の法律でももはや使われない用語）から，知的能力障害（知的発達症）に変えられた．DSM-5 での疾患の分類と一致させ，ICD-11 で提案された診断と整合させるために知的発達症という名称が選ばれた．DSM-IV で精神遅滞の診断基準に含まれていた IQ 検査得点とそれらの検査の平均からの標準偏差は，DSM-5 ではテキストの本文へと移され，診断基準には含まれていない．しかし，DSM-5 は標準化された心理検査がこれらの疾患をもつ人の評価に含まれなければならないことを引き続き明記しており，それは米国知的障害発達障害学会（AAIDD）の定義と一致しているが，心理検査には臨床的評価を加えるべきであるとしている．DSM-5 で多軸分類を削除したことに伴って，知的発達症のⅡ軸への格下げはなくなった．診断基準から IQ 範囲を削除したことは，その人全体の能力を定義するのに IQ が不適切に用いられることのないことを意味している．知的能力の記述には，認知の特性は通常，総 IQ 得点 1 つのみを使うことより有用であり，検査結果の解釈のためには臨床訓練と判断力が必要とされる．

AAIDD と DSM-5 はともに，知的機能を「論理的思考，問題解決，計画，抽象的思考，複雑な概念の理解，判断，学校での学習および経験からの学習を含む全般的精神機能」と定義している．DSM-5 では，知的機能の定義は 3 つの文脈における論理的思考に適用される．すなわち，学校での学習（概念的領域），社会的な理解（社会的領域），実用的な理解（実用的領域）である．広範囲にわたる技能は適応的行動の 3 つの領域の中に含まれる．概念的領域には言語，読字，書字，数学，論理的思考，知識および記憶，その他における問題を解決するために用いられる技能を含む．社会的領域には他者の体験を認識すること，共感，対人的コミュニケーション技能，友情関係を築く能力，社会的判断と自己制御を含む．実用的領域には仕事の責任，金銭管理，娯楽，行動の自己管理，および学校と仕事の課題の調整といった実生活での学習および自己管理が含まれる．

DSM-5 には重症度（軽度，中等度，重度，最重度）が加えられたことから，焦点を IQ よりも適応機能に合わせている．今度は，適応機能の欠陥が

必要とされる．**適応機能**とは，その人が3つの全般的領域（すなわち，概念的，社会的および実用的）でどれくらいうまく日常生活の一般的な課題に対処するか，およびその人が，コミュニケーション，社会参加，学校や職場での機能，または家庭や地域社会のような日常生活における1つまたはそれ以上の側面において，同じような年齢，社会文化的背景，および地域社会で期待される個人的独立または社会的責任の標準をどれくらい満たすかを指す．知的能力障害（知的発達症）の人にとっては，適応的行動の限界によって，学校，職場，または自立した生活を送るための継続した支援の必要性が生じる．

診断基準

知的能力障害（知的発達症）は，発達期に発症し，概念的，社会的，および実用的な領域における知的機能と適応機能両面の欠陥を含む障害である．以下の3つの基準を満たさなければならない．

A. 臨床的評価および個別化，標準化された知能検査によって確かめられる，論理的思考，問題解決，計画，抽象的思考，判断，学校での学習，および経験からの学習など，知的機能の欠陥．
B. 個人の自立や社会的責任において発達的および社会文化的な水準を満たすことができなくなるという適応機能の欠陥．継続的な支援がなければ，適応上の欠陥は，家庭，学校，職場，および地域社会といった多岐にわたる環境において，コミュニケーション，社会参加，および自立した生活といった1つまたはそれ以上の日常生活活動における機能を限定する．
C. 知的および適応の欠陥は，発達期の間に発症する．

注：診断用語である**知的能力障害**は，**知的発達障害**というICD-11の診断用語と同義である．本書では**知的能力障害**という用語が使用されているが，他の分類体系との関係を明確にするため，両方の用語が見出しに使用されている．さらに，米国の連邦法規（公法111-256，ローザ法）は，**精神遅滞**を**知的能力障害**という用語に置き換え，学術誌は**知的能力障害**という用語を使用している．したがって，**知的能力障害**は医学，教育，その他の専門職，また一般市民や支援団体により広く使用される用語である．

▶現在の重症度を特定せよ（6〜8頁 表1を参照）
　317（F70）軽度

318.0（F71）中等度
318.1（F72）重度
318.2（F73）最重度

■ 基準 A および B

　知的機能の欠陥と適応機能の障害の両方が診断のためには必要である．例えば，知的発達症は IQ 得点が 70 未満の人でも適応機能に意味のある障害がない場合には認められないだろう．その人は適応機能に意味のある障害をもっていなければならない（すなわち，その人が日常生活の一般の課題にうまく対処し，同程度の年齢，社会文化的背景，地域社会の人から期待される社会的な責任における個人の自立の標準をどれだけ満たしているか）．適応行動は知的能力，教育，動機づけ，パーソナリティの特徴，社会的職業的機会，および並存する身体疾患や精神疾患があっても，学校，社会，および実用的状況での行為の遂行を反映する．適応機能が障害されている場合，行為の遂行は制限され，家庭や地域社会の状況において，コミュニケーション，社会的な参加，自立した生活のような日常生活の 1 つ以上の側面での参加が制限される．

■ 基準 C

　<u>発達期の間の発症</u>とは青年期以前の確認と診断を指す．

全般的発達遅延

Global Developmental Delay

（15 頁／手引● 18 頁）

　全般的発達遅延は新しい診断名であり，意味のある知的または全般的な発達の遅れや障害の明確な証拠はあるが，臨床的重症度を確実に評価できない症例について臨床家が記録しておくことができるようになった．この診断は 5 歳未満の人のためのものである．

特定不能の知的能力障害（特定不能の知的発達症/特定不能の知的発達障害）

315.8（F88）

このカテゴリーは，小児期早期には臨床的重症度の妥当性のある評価をすることができない場合に，5歳未満の人のために用意された．この分類は，ある者が知的機能のいくつかの領域において期待される発達の里程標に合致しない場合に診断され，標準的な検査を受けるには幼すぎる子ども達など知的機能の系統的評価が施行できない人にも適用される．この分類は一定期間をおいて再評価を必要とする．

特定不能の知的能力障害
（特定不能の知的発達症/特定不能の知的発達障害）
Unspecified Intellectual Disability（Intellectual Developmental Disorder）

（16頁／手引●18頁）

　特定不能の知的能力障害（知的発達症）の診断は，意味のある知的または全般的な発達の遅れや障害があり，確実に評価できない5歳以上の人に使用される．

319（F79）

このカテゴリーは，5歳以上の人が失明や言語習得前の難聴，運動機能障害，重度の問題行動または併発した精神疾患など，関連する感覚または身体障害のために，その場面で実施できる方法でも知的能力障害（知的発達症）の評価が困難または不可能なときに用意された．このカテゴリーは例外的な状況においてのみ使用するべきであり，一定期間をおいて再評価を必要とする．

コミュニケーション症群/コミュニケーション障害群
Communication Disorders

　コミュニケーション症群は，言語，会話，およびコミュニケーションの困難さによって特徴づけられる．伝統的には精神疾患とは考えられていなかったが，それらは苦痛の原因となり，重要な生活領域での機能を障害し，鑑別診断を行ううえで重要である．コミュニケーション症群には言語症（DSM-

Ⅳのカテゴリーの表出性言語障害,および受容-表出混合性言語障害),語音症(以前の音韻障害),小児期発症流暢症(以前の吃音症)が含まれる.社会的(語用論的)コミュニケーション症は,言語的,非言語的コミュニケーションの社会的使用の持続的困難に関連して新しく定義された疾患である.DSM-Ⅳの<u>学習障害</u>は<u>限局性学習症</u>に変更され,学習障害(読字障害,算数障害,書字表出障害)の以前の病型はもはや含まれていない.その代わり,特定用語はその人の障害を記述するのに用いられる.

言語症/言語障害
Language Disorder

(17頁／手引❷23頁)

　言語症の基本的な特徴は,言語の理解と産生の欠陥による話し言葉,書き言葉,手話の習得と使用の持続的な障害である(基準A).言語能力は年齢において期待されるものよりも本質的かつ量的に低く,社会参加,効果的なコミュニケーション,学業成績,または職業的能力を有意に障害している(基準B).言語の地域による変異(例:方言)は,言語症とはみなさない.症状の始まりは発達期早期である(基準C).他の障害〔例:知的能力障害(知的発達症),聴覚障害,運動機能障害〕は言語の困難さの原因として除外されなければならない(基準D).

診断基準　　　　　　　　　　　　　　　　　　315.32 (F80.2)

A. 複数の様式の(すなわち,話す,書く,手話,あるいはその他)言語の習得および使用における持続的な困難さで,以下のような言語理解または言語産出の欠陥によるもの.
  (1) 少ない語彙(単語の知識および使用)
  (2) 限定された構文(文法および語形論の規則に基づいた文章を形成するために,単語と語の末尾を配置する能力)
  (3) 話法(1つの話題や一連の出来事を説明または表現したり,会話をしたりするために,語彙を使用し文章をつなげる能力)における障害

B. 言語能力は年齢において期待されるものより本質的かつ量的に低く,効

果的なコミュニケーション，社会参加，学業成績，または職業的能力の1つまたは複数において，機能的な制限をもたらしている．
C. 症状の始まりは発達期早期である．
D. その困難さは，聴力またはその他の感覚障害，運動機能障害，または他の身体的または神経学的疾患によるものではなく，知的能力障害（知的発達症）または全般的発達遅延によってはうまく説明されない．

語音症/語音障害
Speech Sound Disorder

(20頁／手引◯23頁)

　語音症は発達的に不適切で，発音，流暢さ，およびさまざまな側面の音声産出を含めた語音の産出の持続的な困難さで特徴づけられる．この障害は言語症，知的能力障害（知的発達症）とランドウ−クレフナー症候群のような神経疾患としばしば併存する．

診断基準　　　　　　　　　　　　　　　　　　315.39（F80.0）
A. 会話のわかりやすさを妨げ，または言語的コミュニケーションによる意思伝達を阻むような，語音の産出に持続的な困難さがある．
B. その障害は効果的なコミュニケーションに制限をもたらし，社会参加，学業成績，または職業的能力の1つまたは複数を妨げる．
C. 症状の始まりは発達期早期である．
D. その困難さは，脳性麻痺，口蓋裂，聾，難聴などのような先天性または後天性の疾患，頭部外傷，他の医学的疾患または神経疾患などによるものではない．

小児期発症流暢症（吃音）/小児期発症流暢障害（吃音）
Childhood-Onset Fluency Disorder (Stuttering)

(23頁／手引◯24頁)

　小児期発症流暢症（吃音）は，年齢に不適切な，会話の正常な流暢性と時間的構成の障害によって特徴づけられる．その障害は，音声または音節の頻

繁な反復または延長，または他の型の会話の非流暢性，例えば音声や音節の反復，単語が途切れること（例：1つの単語の中の休止），聴き取れる，または無言状態での停止（例：発音を伴ったあるいは伴わない会話の休止），遠回しの言い方（例：問題の言葉を避けて他の単語を使う）がある．その障害は学業的または職業的遂行能力，または社会的なコミュニケーションを妨害している．吃音は恥や困惑の原因ともなりうるので，その人が会話したり，電話をするようなことに関連した状況を避けるようになるかもしれない．この障害は通常6歳までに生じるが，ほとんどの人は非流暢性から回復する．ストレスと不安は，この障害を悪化させるかもしれない．

診断基準　　　　　　　　　　　　　　　　　315.35（F80.81）

A. 会話の正常な流暢性と時間的構成における困難，その人の年齢や言語技能に不相応で，長期間にわたって続き，以下の1つ（またはそれ以上）のことがしばしば明らかに起こることにより特徴づけられる．
  (1) 音声と音節の繰り返し
  (2) 子音と母音の音声の延長
  (3) 単語が途切れること（例：1つの単語の中での休止）
  (4) 聴き取れる，または無言状態での停止（発声を伴ったまたは伴わない会話の休止）
  (5) 遠回しの言い方（問題の言葉を避けて他の単語を使う）
  (6) 過剰な身体的緊張とともに発せられる言葉
  (7) 単音節の単語の反復（例：「I-I-I-I see him」）
B. その障害は，話すことの不安，または効果的なコミュニケーション，社会参加，学業的または職業的遂行能力の制限のどれか1つ，またはその複数の組み合わせを引き起こす．
C. 症状の始まりは発達期早期である〔注：遅発性の症例は307.0（F98.5）成人期発症流暢症と診断される〕．
D. その障害は，言語運動または感覚器の欠陥，神経損傷（例：脳血管障害，脳腫瘍，頭部外傷）に関連する非流暢性，または他の医学的疾患によるものではなく，他の精神疾患ではうまく説明されない．

社会的（語用論的）コミュニケーション症/
社会的（語用論的）コミュニケーション障害
Social (Pragmatic) Communication Disorder

(26頁／手引◯24頁)

　社会的（語用論的）コミュニケーション症はDSM-5で初めて登場した．これは理解，表現，対話の理解を含む社会的なコミュニケーションの語用論的側面の困難さをかかえる子ども達の障害で，物語文や会話の中での慣用的，非文字的言語に影響を及ぼす（Bishop, 2000）．この障害は子どもが比較的健常な語彙と文章能力がある場合には起こることがない．そのような子ども達は，社会的に不適当なふるまいを示すが自閉スペクトラム症を伴わないことが研究によって示されている（Bishop & Norbury, 2002）．つまり，彼らが経験する語用論的な困難さは，言語障害とは基礎的に異なった型を構成している．この疾患をもつ子ども達は社会的コミュニケーションにおいて共通の困難さを示すが，自閉スペクトラム症にみられる反復的な行動や限定された興味は示さない．自閉スペクトラム症だけでなく，注意欠如・多動症，社交不安症，知的能力障害（知的発達症）も同様に鑑別される必要がある．

診断基準　　　　　　　　　　　　　　　315.39 (F80.89)

A. 言語的および非言語的なコミュニケーションの社会的使用における持続的な困難さで，以下のうちすべてによって明らかになる．
  (1) 社会的状況に適切な様式で，挨拶や情報を共有するといった社会的な目的でコミュニケーションを用いることの欠陥
  (2) 遊び場と教室とで喋り方を変える，相手が大人か子どもかで話し方を変える，過度に堅苦しい言葉を避けるなど，状況や聞き手の要求に合わせてコミュニケーションを変える能力の障害
  (3) 会話で相づちを打つ，誤解されたときに言い換える，相互関係を調整するための言語的および非言語的な合図の使い方を理解するなど，会話や話術のルールに従うことの困難さ
  (4) 明確に示されていないこと（例：推測すること）や，字義どおりでなかったりあいまいであったりする言葉の意味（例：慣用句，ユーモア，隠喩，解釈の状況によっては複数の意味をもつ語）を理解す

ることの困難さ
B. それらの欠陥は，効果的なコミュニケーション，社会参加，社会的関係，学業成績，および職業的遂行能力の1つまたは複数に機能的制限をもたらす．
C. 症状は発達期早期より出現している（しかし，能力の限界を超えた社会的コミュニケーションが要求されるまでは，その欠陥は完全には明らかにならないかもしれない）．
D. その症状は他の医学的または神経疾患，および言語の構造や文法の領域における能力の低さによるものではなく，自閉スペクトラム症，知的能力障害（知的発達症），全般的発達遅延，および他の精神疾患ではうまく説明されない．

特定不能のコミュニケーション症/
特定不能のコミュニケーション障害
Unspecified Communication Disorder

(29頁／手引 ● 25頁)

307.9 (F80.9)

このカテゴリーは，臨床的に意味のある苦痛，または社会的，職業的，または他の重要な領域における機能の障害を引き起こすコミュニケーション症に特徴的な症状が優勢であるが，コミュニケーション症，あるいは神経発達症群のいずれかの疾患の診断基準も完全には満たさない場合に適用される．特定不能のコミュニケーション症のカテゴリーは，臨床家が，コミュニケーション症または特定の神経発達症の基準を満たさないとする理由を特定しないことを選択をする場合，およびより特定の診断を下すのに十分な情報がない状況において使用される．

自閉スペクトラム症/自閉症スペクトラム障害
Autism Spectrum Disorder

自閉スペクトラム症/自閉症スペクトラム障害
Autism Spectrum Disorder

(29頁／手引 ● 26頁)

　自閉症は反復的で常同的行動を伴う社会的コミュニケーションの欠陥で，幼少期に発症する症候群として Leo Kanner（1948）によって記述された．DSM-Ⅲではこの障害は「幼児自閉症」と呼ばれ，いくつかの広汎性発達障害の1つとして掲載された．DSM-Ⅲ-R と DSM-Ⅳでは，このカテゴリーには他の関連した障害が含まれており，それらはレット障害，小児期崩壊性障害，アスペルガー障害，特定不能の広汎性発達障害である．DSM-5 ではこれらの診断のすべてを1つの診断，自閉スペクトラム症と置き換えている．自閉スペクトラム症は神経発達上の障害と考えられている．幼児期または幼年期から存在するが，はじめの数年間は社会的要求がほとんどなく，両親または介護者からの支援のため，この障害はそれ以後まで見いだされないかもしれない．

　DSM-5 では，以前 DSM-Ⅳで区別されていたさまざまな障害のすべてを含んだ"スペクトラム"として診断が再概念化されている．自閉スペクトラム症の基本的な特徴は，相互の社会的コミュニケーションと対人的相互反応のために使われる非言語的なコミュニケーション，および人間関係を発展させ，維持し，それを理解することの持続的な欠陥であり（基準A），行動，興味，または活動の限定された反復的な様式である（基準B）．広汎性発達障害を他と区別する特徴は時間経過でも一定せず，場面によってさまざまであり，しばしば障害の特徴よりもむしろ重症度，言語レベル，知的能力に関係する．神経発達症作業部会はさまざまな選択肢を考慮し，自閉症は共通した一連の行動によって定義されるため，臨床的な特定用語（例：重症度，知的障害，言語障害）および関連する特徴（例：既知の遺伝疾患，てんかん，知的障害）を取り入れることによって，その人が呈示する臨床症状に適用できる1つの診断カテゴリーとしてうまく表されていると結論した．例えば，以前アスペルガー障害と診断された人は，現在は「知能の障害を伴わない」

および「構成的言語の障害を伴わない」自閉スペクトラム症と診断することができる.

　作業部会は，このカテゴリーについて他の変更も加えた．DSM-IV（社会的相互作用，コミュニケーション，反復的/常同行動）の3つの領域は以下の2つになった．1) 社会的コミュニケーションと対人的相互反応の欠陥と，2) 限定された反復的な行動，興味，および活動である．コミュニケーションと社会的行動の障害は分離できるものではなく，前後関係，環境の特徴をもった1組の症状群と考えるのが最もよいことが研究によって示されている．また言語獲得の遅れは独特でも普遍的でもなく，診断を定義する特徴としてよりもむしろ，自閉スペクトラム症の臨床症状に影響する要因とみなすほうがより正確であると考えられている．両方の基準が満たされることが要求されるのは，感度を損なうことなく，診断の特異度を改善することにつながる.

診断基準 　　　　　　　　　　　　　　　　　　　　　　　　**299.00（F84.0）**

A. 複数の状況で社会的コミュニケーションおよび対人的相互反応における持続的な欠陥があり，現時点または病歴によって，以下により明らかになる（以下の例は一例であり，網羅したものではない；第1章本文参照）.

   (1) 相互の対人的-情緒的関係の欠落で，例えば，対人的に異常な近づき方や通常の会話のやりとりのできないことといったものから，興味，情動，または感情を共有することの少なさ，社会的相互反応を開始したり応じたりすることができないことに及ぶ.

   (2) 対人的相互反応で非言語的コミュニケーション行動を用いることの欠陥，例えば，統合のよくない言語的と非言語的コミュニケーションから，視線を合わせることと身振りの異常，または身振りの理解やその使用の欠陥，顔の表情や非言語的コミュニケーションの完全な欠陥に及ぶ.

   (3) 人間関係を発展させ，維持し，それを理解することの欠陥で，例えば，さまざまな社会的状況に合った行動に調整することの困難さから，想像上の遊びを他者と一緒にしたり友人を作ることの困難さ，または仲間に対する興味の欠如に及ぶ.

▶現在の重症度を特定せよ

重症度は社会的コミュニケーションの障害や，限定された反復的な行動様式に基づく（32頁表2を参照）．

B. 行動，興味，または活動の限定された反復的な様式で，現在または病歴によって，以下の少なくとも2つにより明らかになる（以下の例は一例であり，網羅したものではない；第1章本文参照）．
  (1) 常同的または反復的な身体の運動，物の使用，または会話（例：おもちゃを一列に並べたり物を叩いたりするなどの単調な常同運動，反響言語，独特な言い回し）．
  (2) 同一性への固執，習慣への頑ななこだわり，または言語的，非言語的な儀式的行動様式（例：小さな変化に対する極度の苦痛，移行することの困難さ，柔軟性に欠ける思考様式，儀式のようなあいさつの習慣，毎日同じ道順をたどったり，同じ食物を食べたりすることへの要求）
  (3) 強度または対象において異常なほど，きわめて限定され執着する興味（例：一般的ではない対象への強い愛着または没頭，過度に限局したまたは固執した興味）
  (4) 感覚刺激に対する過敏さまたは鈍感さ，または環境の感覚的側面に対する並外れた興味（例：痛みや体温に無関心のように見える，特定の音または触感に逆の反応をする，対象を過度に嗅いだり触れたりする，光または動きを見ることに熱中する）

▶現在の重症度を特定せよ

重症度は社会的コミュニケーションの障害や，限定された反復的な行動様式に基づく（32頁表2を参照）．

C. 症状は発達早期に存在していなければならない（しかし社会的要求が能力の限界を超えるまでは症状は完全に明らかにならないかもしれないし，その後の生活で学んだ対応の仕方によって隠されている場合もある）．

D. その症状は，社会的，職業的，または他の重要な領域における現在の機能に臨床的に意味のある障害を引き起こしている．

E. これらの障害は，知的能力障害（知的発達症）または全般的発達遅延ではうまく説明されない．知的能力障害と自閉スペクトラム症はしばしば同時に起こり，自閉スペクトラム症と知的能力障害の併存の診断を下すためには，社会的コミュニケーションが全般的な発達の水準から期待さ

れるものより下回っていなければならない.
注：DSM-Ⅳで自閉性障害，アスペルガー障害，または特定不能の広汎性発達障害の診断が十分確定しているものには，自閉スペクトラム症の診断が下される．社会的コミュニケーションの著しい欠陥を認めるが，それ以外は自閉スペクトラム症の診断基準を満たさないものは，社会的（語用論的）コミュニケーション症として評価されるべきである．

▶該当すれば特定せよ
知能の障害を伴う，または伴わない
言語の障害を伴う，または伴わない
関連する既知の医学的または遺伝学的疾患，または環境要因（コードするときの注：関連する医学的または遺伝学的疾患を特定するための追加のコードを用いること）
関連する他の神経発達症，精神疾患，または行動障害（コードするときの注：関連する神経発達症，精神疾患，または行動障害を特定するための追加のコードを用いること）
緊張病を伴う（定義については，他の精神疾患に関連する緊張病の診断基準を参照せよ；マニュアル➡118頁）〔コードするときの注：緊張病の併存を示すため，自閉スペクトラム症に関連する緊張病 293.89（F06.1）の追加のコードを用いること〕

■基準 A

　自閉スペクトラム症の基本的な特徴は，相互の社会的コミュニケーションと複数の状況における対人的相互反応の障害が持続することである．この症状は広範で，持続的である．症状の一部は，その人の年齢，知的水準，および言語能力のみならず，パーソナリティや治療歴，現在受けている支援のような他の要因に応じてさまざまな現れ方をする．この障害をもつ多くの人は，言語に影響を受ける（例：発語がない，あるいは発語の始まりが遅れる）．語彙や文法を含む形式言語技能が健全であっても，コミュニケーションは損なわれるかもしれない．社会的-情動的相互関係の欠落は明確であり，この障害をもつ幼い子ども達は対人的相互反応がほとんどないか始まらず，情動の共有もないかもしれない．早期の特徴は視線を合わせることの乏しさまたは欠如である．

■基準B

　この基準はその子どもに行動，興味，または活動の限定された反復的な様式があることを必要としている．例えば子どもは頑なな習慣を好むかもしれず，物事が同じ方法でなされるべきであると主張するかもしれない．子どもは電車の時刻表のような特定の話題に対して，狭くて強烈な関心をもつかもしれない．子どもは手をバタバタする，指を弾くなどの常同的あるいは反復的な行動を示すかもしれない．習慣への頑なこだわりや行動の限定された様式は，変化への抵抗，あるいは質問を繰り返すような言語的または非言語的行動の変化または儀式的様式として現れることがある．極度に限定され固定化された関心は，その強度または焦点において異常なものとなる傾向がある（例：掃除機に夢中になる）．興味と習慣は，特定の音や触感，過度に物の臭いを嗅いだり触ったりすること，光または回転する物への強い興味，そして時には痛み，熱さ，または冷たさへの明らかな無関心としてみられる，感覚入力に対する過敏さまたは鈍感さと関係しているものもある．

■基準C, DおよびE

　症状は人生の早期に始まり，社会的，職業的，その他の重要な領域における機能を制限するか障害を引き起こす．機能障害が明らかになる段階は，その人その人の環境によって異なる．診断の中心的特徴は，発達期間で明らかになるが，介入，代償，そして現在の支援は，この疾患の後の段階においては，その困難が目立たなくなるかもしれない．

　知的能力障害（知的発達症）と全般的発達遅延はコミュニケーションの困難さと関連していることがあるので，自閉スペクトラム症はこれらの疾患と鑑別される必要がある．鑑別は特に幼児で難しい場合がある．コミュニケーションと相互作用が，その人の非言語的な技術の発達上のレベルと比較して有意に障害されているかどうかに基づき決定されることがあり，そのような症例では自閉スペクトラム症と診断される可能性がある．

　自閉スペクトラム症の子ども達は人生の早期に比較的明らかな問題を示すかもしれない．最初の3〜6カ月以内に，両親は彼らの子どもを抱きしめても微笑んだり反応したりする正常な様式を発達させていないことに気づくかもしれない．異常の最初のはっきりした徴候は，通常，言語の分野にある．子どもが成長するに従い，子どもは言葉を発することと文章を話すことの学

習のような発達上の一里塚を進んでいかず，さらによそよそしく見えたり，内気で，分離しているように見える．両親に対して温かくかかわる様式が発達する代わりに，その子どもは体を揺すったり，頭を打ちつけたりするような自己刺激的な行動に没頭するかもしれない．結局，どこかがひどくおかしいことが明白になり，これらの子ども達は正常な言語発達，対人間のコミュニケーションが発達しないままで，障害の特徴はさらに明らかになっていく．

　幼児において，社会的およびコミュニケーション能力の欠如は学習を妨げることもあり，特にそれは対人的相互反応にかかわることについてである．家庭では，知覚過敏と同様に，習慣への固執と変化を嫌がることは，食事や睡眠を妨げ，日常の世話（例：散髪，歯科の予約）を極端に困難にするかもしれない．成人期には，新しいことへの頑固さと困難さは，自閉スペクトラム症をもつ非常に知的な人々でさえ，その自立が制限されるかもしれない．

注意欠如・多動症/注意欠如・多動性障害
Attention-Deficit/Hyperactivity Disorder

注意欠如・多動症/注意欠如・多動性障害
Attention-Deficit/Hyperactivity Disorder

(44頁／手引●30頁)

　注意欠如・多動症（ADHD）は，小児期（または青年期）の活動過多，落ち着きのなさ，散漫性と短い注意持続時間によって特徴づけられた多動性の反応として，最初にDSM-Ⅱで認められた．DSM-Ⅲでは操作的な診断基準が示され，注意の欠如，衝動性，多動性が強調されたが，多動を伴わないものの診断カテゴリーも含められた．DSM-Ⅳでは，基準は，2つの幅広い症状群，すなわち，1）注意を集中し続けることの困難，2）多動性と衝動性，に焦点を合わせるために改訂された．基準では7歳以前に始まり，18の症状のうちの少なくとも12（注意の領域からの6つと多動性-衝動性の領域からの6つ）が少なくとも6カ月間存在することを必要とした．症状が不注意優勢か，多動性-衝動性優勢か，または混合かを特定するのに，下位分類を用いることができた．DSM-5ではこの診断のためにいくつかの変更が

なされた．第1に，障害を起こす症状の発症年齢が7歳までから12歳までに変更された．研究によって7歳までの発症を推測するのは信頼性に乏しく，7歳までに発症が同定された子どもと，それ以降に発症が同定された子どもとの間で，経過，重症度，転帰，治療に対する反応にほとんど違いがないことが示されている（Applegate et al, 1997）．下位分類は，以前の下位分類に直接的に当てはまる症状の特定用語に置き換えられた．基準項目内で用いられている事例は，それぞれの症状の生涯の関連性と適合するよう，また明確さを改良するように変更された（Matte et al, 2012）．17歳以上の成人の徴候の閾値は，不注意と多動性-衝動性ともに5項目となった（17歳未満では6項目）．成人期の注意欠如・多動症の症状が小児期より少ない傾向があることを示している研究によって，変更が促された．最後に，注意欠如・多動症と自閉スペクトラム症が併存しうることを示すデータを受けて，自閉スペクトラム症を併存する診断が現在認められている．この変更によって，注意欠如・多動症の診断基準と自閉スペクトラム症の改訂された診断基準との調和がもたらされた．

診断基準

A. (1) および/または (2) によって特徴づけられる，不注意および/または多動性-衝動性の持続的な様式で，機能または発達の妨げとなっているもの：

(1) **不注意**：以下の症状のうち6つ（またはそれ以上）が少なくとも6カ月持続したことがあり，その程度は発達の水準に不相応で，社会的および学業的/職業的活動に直接，悪影響を及ぼすほどである：

注：それらの症状は，単なる反抗的行動，挑戦，敵意の表れではなく，課題や指示を理解できないことでもない．青年期後期および成人（17歳以上）では，少なくとも5つ以上の症状が必要である．

(a) 学業，仕事，または他の活動中に，しばしば綿密に注意することができない，または不注意な間違いをする（例：細部を見過ごしたり，見逃してしまう，作業が不正確である）．

(b) 課題または遊びの活動中に，しばしば注意を持続することが困難である（例：講義，会話，または長時間の読書に集中し続けることが難しい）．

(c) 直接話しかけられたときに，しばしば聞いていないように見える（例：明らかな注意を逸らすものがない状況でさえ，心がどこか他所にあるように見える）．
(d) しばしば指示に従えず，学業，用事，職場での義務をやり遂げることができない（例：課題を始めるがすぐに集中できなくなる，また容易に脱線する）．
(e) 課題や活動を順序立てることがしばしば困難である（例：一連の課題を遂行することが難しい，資料や持ち物を整理しておくことが難しい，作業が乱雑でまとまりがない，時間の管理が苦手，締め切りを守れない）．
(f) 精神的努力の持続を要する課題（例：学業や宿題，青年期後期および成人では報告書の作成，書類に漏れなく記入すること，長い文書を見直すこと）に従事することをしばしば避ける，嫌う，またはいやいや行う．
(g) 課題や活動に必要なもの（例：学校教材，鉛筆，本，道具，財布，鍵，書類，眼鏡，携帯電話）をしばしばなくしてしまう．
(h) しばしば外的な刺激（青年期後期および成人では無関係な考えも含まれる）によってすぐ気が散ってしまう．
(i) しばしば日々の活動（例：用事を足すこと，お使いをすること，青年期後期および成人では，電話を折り返しかけること，お金の支払い，会合の約束を守ること）で忘れっぽい．

(2) **多動性および衝動性**：以下の症状のうち6つ（またはそれ以上）が少なくとも6カ月持続したことがあり，その程度は発達の水準に不相応で，社会的および学業的/職業的活動に直接，悪影響を及ぼすほどである：

注：それらの症状は，単なる反抗的態度，挑戦，敵意などの表れではなく，課題や指示を理解できないことでもない．青年期後期および成人（17歳以上）では，少なくとも5つ以上の症状が必要である．

(a) しばしば手足をそわそわ動かしたりトントン叩いたりする，またはいすの上でもじもじする．
(b) 席についていることが求められる場面でしばしば席を離れる（例：教室，職場，その他の作業場所で，またはそこにとどまることを要求される他の場面で，自分の場所を離れる）．

(c) 不適切な状況でしばしば走り回ったり高い所へ登ったりする（**注**：青年または成人では，落ち着かない感じのみに限られるかもしれない）．
(d) 静かに遊んだり余暇活動につくことがしばしばできない．
(e) しばしば"じっとしていない"，またはまるで"エンジンで動かされているように"行動する（例：レストランや会議に長時間とどまることができないかまたは不快に感じる；他の人達には，落ち着かないとか，一緒にいることが困難と感じられるかもしれない）．
(f) しばしばしゃべりすぎる．
(g) しばしば質問が終わる前に出し抜いて答え始めてしまう（例：他の人達の言葉の続きを言ってしまう；会話で自分の番を待つことができない）．
(h) しばしば自分の順番を待つことが困難である（例：列に並んでいるとき）．
(i) しばしば他人を妨害し，邪魔する（例：会話，ゲーム，または活動に干渉する；相手に聞かずにまたは許可を得ずに他人の物を使い始めるかもしれない；青年または成人では，他人のしていることに口出ししたり，横取りすることがあるかもしれない）．

B. 不注意または多動性-衝動性の症状のうちいくつかが12歳になる前から存在していた．

C. 不注意または多動性-衝動性の症状のうちいくつかが2つ以上の状況（例：家庭，学校，職場；友人や親戚といるとき；その他の活動中）において存在する．

D. これらの症状が，社会的，学業的，または職業的機能を損なわせているまたはその質を低下させているという明確な証拠がある．

E. その症状は，統合失調症，または他の精神病性障害の経過中にのみ起こるものではなく，他の精神疾患（例：気分障害，不安症，解離症，パーソナリティ障害，物質中毒または離脱）ではうまく説明されない．

▶**いずれかを特定せよ**

314.01（F90.2）混合して存在：過去6カ月間，基準A1（不注意）と基準A2（多動性-衝動性）をともに満たしている場合

314.00（F90.0）不注意優勢に存在：過去6カ月間，基準A1（不注意）

を満たすが基準 A2（多動性-衝動性）を満たさない場合
314.01（F90.1）多動・衝動優勢に存在：過去 6 カ月間，基準 A2（多動性-衝動性）を満たすが基準 A1（不注意）を満たさない場合
▶該当すれば特定せよ
部分寛解：以前はすべての基準を満たしていたが，過去 6 カ月間はより少ない基準数を満たしており，かつその症状が，社会的，学業的，または職業的機能に現在も障害を及ぼしている場合
▶現在の重症度を特定せよ
軽度：診断を下すのに必要な項目数以上の症状はあったとしても少なく，症状がもたらす社会的または職業的機能への障害はわずかでしかない．
中等度：症状または機能障害は，「軽度」と「重度」の間にある．
重度：診断を下すのに必要な項目数以上に多くの症状がある，またはいくつかの症状が特に重度である，または症状が社会的または職業的機能に著しい障害をもたらしている．

■基準 A

　注意欠如・多動症の本質的な特徴は，不注意（基準 A1）および/または多動性-衝動性（基準 A2）の持続的な様式で，機能または発達の妨げとなるのに十分重症であるということである．**不注意**は，以下の問題を指す．すなわち，仕事を続けること，持続すること，集中すること，まとまりのよいこと，計画すること，最後まで遂行することである．**多動性**とは，駆け回ったり登ったりすること，または過剰にそわそわすること，とんとん叩くこと，またはもじもじすることのような過剰な運動活動性が不適切な状況で現れることである．多動性は連続的でない場合があるかもしれないが，活動過多が非常にしばしば起こることがある．

■基準 B

　この項目では，過去にさかのぼって小児期の正確な発症を信頼性をもって確定することが困難であるため，注意欠如・多動症のいくつかの症状が 12 歳になる前に発症していたということを必要としている（Kieling et al, 2010）．青年や若年成人については，縦断的な視点から，この疾患の根は小児期にあり，最近の発症ではないことが示されなければならない．

■ 基準 C

この項目では，注意欠如・多動症の症状のうちいくつかは，2つ以上の状況において存在することを必要としている．その記述では，費用と時間を要する可能性があり，また診断には必要とされないが，多様な状況で患者を観察してきた情報提供者（例：両親，教師，雇用主）に意見を求めることをすすめている．子どもに対しての教師の評価尺度は，正常な行動様式を期待するための貴重で付加的な情報を提供することができる．

■ 基準 D

子どもでは，注意欠如・多動症によって学業成績が障害されうる．成人では，不良な職業成績と出勤，より高い失業の可能性，対人関係の葛藤，自尊心の低下がよくみられる．注意欠如・多動症の子どもは，おそらく彼らの衝動性と不注意のために，治療を必要とする外傷の経験が，障害のない子どもと比較しておよそ2倍認められる．努力を維持することを要する仕事に対する不十分な自己努力が，しばしば他人からは怠惰，責任感が乏しい，および反抗的な行動ととらえられる．特にその人の症状の状態には変動があり，他の人にはしばしば厄介な行動がわざとであると思われるので，家族関係にはしばしば憤慨と対立がみられることが特徴である．

■ 基準 E

他の精神障害が症状の原因として除外される必要がある．注意欠如・多動症は不注意の症状を不安症群とうつ病と共有している．注意欠如・多動症の人達は，空想にふけったり，外部からの刺激や新規の活動のために不注意となる．不安症群またはうつ病でみられる心配，とらわれ，および内部刺激による不注意は，注意欠如・多動症とはただちに区別されなければならない．双極性障害をもつ若年者では活動の増加を認めるかもしれないが，活動は挿間的で，気分と目的指向性の行動によって変動する．注意欠如・多動症は躁病と混同されてはならない．重篤気分調節症は一貫した不機嫌，易怒性，および葛藤に対する耐性のなさによって特徴づけられるが，衝動性と解体した注意はこの疾患の一部ではない．

成人の一部では，さまざまなパーソナリティ障害（例：反社会性，境界性，自己愛性）と注意欠如・多動症を鑑別するのは困難かもしれない．これ

らの障害は，まとまりのなさ，社会的侵害，情動調節障害と認知調節障害の特徴が共通している傾向がある．しかし，注意欠如・多動症は見捨てられる恐怖，自傷，極端な両価性，または重篤なパーソナリティ障害の他の特徴によって特徴づけられてはいない．最後に，不注意と多動の症状が精神病性障害の経過中のみに生じている場合，注意欠如・多動症とは診断されない．

他の特定される注意欠如・多動症/他の特定される注意欠如・多動性障害，特定不能の注意欠如・多動症/特定不能の注意欠如・多動性障害

Other Specified Attention-Deficit/Hyperactivity Disorder and
Unspecified Attention-Deficit/Hyperactivity Disorder

(55頁／手引●33頁)

　他の特定される注意欠如・多動症と特定不能の注意欠如・多動症は，より特定の診断カテゴリーに合わない症状のための残遺カテゴリーである．

▶他の特定される注意欠如・多動症

314.01（F90.8）

このカテゴリーは，臨床的に意味のある苦痛，または社会的，職業的，または他の重要な領域における機能の障害を引き起こす注意欠如・多動症に特徴的な症状が優勢であるが，注意欠如・多動症または神経発達症の診断分類におけるなんらかの障害の基準を完全には満たさない場合に適用される．他の特定される注意欠如・多動症のカテゴリーは，臨床家が，その症状が注意欠如・多動症またはなんらかの特定の神経発達症の基準を満たさないという特定の理由を伝える選択をする場合に使用される．これは，「他の特定される注意欠如・多動症」の後に特定の理由（例：「不十分な不注意症状」）を記録することによって行われる．

▶特定不能の注意欠如・多動症

314.01（F90.9）

このカテゴリーは，臨床的に意味のある苦痛，または社会的，職業的，または他の重要な領域における機能の障害を引き起こす注意欠如・多動症に特徴

的な症状が優勢であるが，注意欠如・多動症または神経発達症の診断分類におけるなんらかの障害の基準を完全には満たさない場合に適用される．特定不能の注意欠如・多動症のカテゴリーは，臨床家が，注意欠如・多動症またはなんらかの特定の神経発達症の基準を満たさないとする理由を特定しないことを選択する場合，およびより特定の診断を下すのに十分な情報がない状況において使用される．

限局性学習症/限局性学習障害
Specific Learning Disorder

限局性学習症/限局性学習障害
Specific Learning Disorder

(56頁／手引●34頁)

　限局性学習症は通常，発達期の間に発症し，学業的技能を学習し使用することの持続的な困難によって特徴づけられる．限局性学習症はその人の病歴，発育歴，教育歴および家族歴；学習困難とその徴候；学業，職業，または社会的機能への影響；年齢または学年に応じた教材を読むまたは解答する際の観察，または成績表；個人の標準化された教育的または神経心理学的検査の得点，の統合に基づく臨床的診断である．この診断は，読字障害，算数障害，書字表出障害と置き換わった．その代わりに，これらの障害は，現在では，「読字の障害を伴う」，「書字表出の障害を伴う」，「算数の障害を伴う」とコードされて，特定用語となって1つの診断に含まれる．この変更の理由は，DSM-Ⅳの3つの独立した学習障害は妥当性を欠いているという臨床家と研究者の間で広まっていた懸念であった．この変更は，限局性学習症の大部分の子どもが複数の領域での欠陥を現すので，特に重要である．これらの疾患を単一の疾患として再分類することにより，別々の特定用語が3つの領域それぞれに存在する特定の欠陥だけでなく，現在の重症度も，コードするよう使用できる．読字の障害の特定の病型は**失読症**として，算数の障害の特定の病型は**失算症**として広く記述されてきた．

　本質的な特徴は，発達期に，同級生と同じように迅速にまたは正確に学業的技能を学習し使用することに持続的な問題があるということである（基準

A)．このように，その人の学業的技能は，年齢，性別に基づく同級生や文化的集団平均の範囲よりはるかに低い（基準 B）．特定の学習困難の臨床的表現は学齢期に現れ，それゆえ，欠陥のある技能に対する要求がその人の限られた能力を超えるまで，これらの困難は明らかにはならないかもしれない（基準 C）．学習障害は，知的能力の困難，矯正されていない視力または聴力の問題，心理社会的逆境，学習的指導に用いる言語の習熟度不足，または不十分な教育的指導によって説明されない（基準 D）．

診断基準

A. 学習や学業的技能の使用に困難があり，その困難を対象とした介入が提供されているにもかかわらず，以下の症状の少なくとも1つが存在し，少なくとも6カ月間持続していることで明らかになる：
  (1) 不的確または速度が遅く，努力を要する読字（例：単語を間違ってまたはゆっくりとためらいがちに音読する，しばしば言葉を当てずっぽうに言う，言葉を発音することの困難さをもつ）
  (2) 読んでいるものの意味を理解することの困難さ（例：文章を正確に読む場合があるが，読んでいるもののつながり，関係，意味するもの，またはより深い意味を理解していないかもしれない）
  (3) 綴字の困難さ（例：母音や子音を付け加えたり，入れ忘れたり，置き換えたりするかもしれない）
  (4) 書字表出の困難さ（例：文章の中で複数の文法または句読点の間違いをする，段落のまとめ方が下手，思考の書字表出に明確さがない）
  (5) 数字の概念，数値，または計算を習得することの困難さ（例：数字，その大小，および関係の理解に乏しい，1桁の足し算を行うのに同級生がやるように数学的事実を思い浮かべるのではなく指を折って数える，算術計算の途中で迷ってしまい方法を変更するかもしれない）
  (6) 数学的推論の困難さ（例：定量的問題を解くために，数学的概念，数学的事実，または数学的方法を適用することが非常に困難である）

B. 欠陥のある学業的技能は，その人の暦年齢に期待されるよりも，著明にかつ定量的に低く，学業または職業遂行能力，または日常生活活動に意

味のある障害を引き起こしており，個別施行の標準化された到達尺度および総合的な臨床評価で確認されている．17歳以上の人においては，確認された学習困難の経歴は標準化された評価の代わりにしてよいかもしれない．
C. 学習困難は学齢期に始まるが，欠陥のある学業的技能に対する要求が，その人の限られた能力を超えるまでは完全には明らかにはならないかもしれない（例：時間制限のある試験，厳しい締め切り期限内に長く複雑な報告書を読んだり書いたりすること，過度に重い学業的負荷）．
D. 学習困難は知的能力障害群，非矯正視力または聴力，他の精神または神経疾患，心理社会的逆境，学業的指導に用いる言語の習熟度不足，または不適切な教育的指導によってはうまく説明されない．

注：4つの診断基準はその人の経歴（発達歴，病歴，家族歴，教育歴），成績表，および心理教育的評価の臨床的総括に基づいて満たされるべきである．
コードするときの注：障害されているすべての学習領域と下位技能を特定せよ．1つ以上の領域が障害されている場合，以下の特定用語に従って個別にそれぞれコードするべきである．

▶該当すれば特定せよ

315.00（F81.0）読字の障害を伴う：
読字の正確さ
読字の速度または流暢性
読解力
注：**失読症**は単語認識の正確さまたは流暢性の問題，判読や綴字の能力の低さにより特徴づけられる学習困難の様式について用いられる代替用語である．失読症がこの特別な困難さの様式を特定するために用いられた場合，読解力または数学的推理といった付加的な困難さを特定することも重要である．

315.2（F81.81）書字表出の障害を伴う：
綴字の正確さ
文法と句読点の正確さ
書字表出の明確さまたは構成力

315.1（F81.2）算数の障害を伴う：
数の感覚
数学的事実の記憶
計算の正確さまたは流暢性

数学的推理の正確さ
注：**失算症**は数値情報処理，数学的事実の学習，および正確または流暢な計算の実行の問題に特徴づけられた困難さの様式について用いられる代替用語である．失算症がこの特別な算数の困難さの様式を特定するために用いられる場合，数学的推理または語の推理の正確さの困難といった付加的な困難さを特定することも重要である．

▶現在の重症度を特定せよ
軽度：1つまたは2つの学業的領域における技能を学習するのにいくらかの困難さがあるが，特に学齢期では，適切な調整または支援が与えられることにより補償される，またはよく機能することができるほど軽度である．
中等度：1つまたは複数の学業的領域における技能を学習するのに際立った困難さがあるため，学齢期に集中的に特別な指導が行われる期間がなければ学業を習熟することは難しいようである．学校，職場，または家庭での少なくとも1日のうちの一部において，いくらかの調整または支援が，活動を正確かつ効率的にやり遂げるために必要であろう．
重度：複数の学業的領域における技能を学習するのに重度の困難さがあるため，ほとんど毎学年ごとに集中的で個別かつ特別な指導が継続して行われなければ，それらの技能を学習することは難しいようである．家庭，学校，または職場で適切な調整または支援がいくつも次々と用意されていても，すべての活動を効率的にやり遂げることはできないであろう．

運動症群/運動障害群
Motor Disorders

発達性協調運動症/発達性協調運動障害
Developmental Coordination Disorder

(69頁／手引⊃37頁)

　発達性協調運動症の本質的な特徴は，運動協調が必要な技能の発達的獲得と遂行の著しい障害である（基準A）．徴候は，年齢と発達の段階によって異なる．例えば，より幼い子どもでは，這う，座る，歩くことのような発達上の運動の里程標を達成すること，または，階段をうまく上る，自転車をこ

ぐ，シャツのボタンを掛ける，ファスナーを使うことのような運動技能や課題を獲得したり使うことの遅れや不器用さを示す場合もある．年長児では，パズルを組み立てるまたは模型を作り上げることの運動面の困難を示すかもしれない．

　発達性協調運動症は，家庭，社会，学校，または市民生活における日常活動を行ったり参加したりすることを著明および持続的に妨げている欠陥がある場合に診断される（基準B）．これらの活動には，衣服を着る，適切な食器具で食事をとる，仲間と身体を使う遊びをする，学校で運動活動に参加することが含まれる．典型的には，その子どもにはこれらの活動を行う能力が障害されており，遂行するのが著しく遅いことである．この障害の結果は，集団での遊びやスポーツへの参加の減少，低い自尊心と自己肯定感，情動的または行動的な問題を含む．青年および成人では，微細な運動技能と運動速度の障害は，職場または学校の場での遂行に影響を与えることがある．発症は発達段階早期である（基準C）．

　発達性協調運動症は，脳性麻痺または筋ジストロフィー，視覚障害，または知的能力障害（知的発達症）のような協調運動の問題を引き起こすかもしれない他の医学的疾患から鑑別されなければならない（基準D）．

診断基準　　　　　　　　　　　　　　　　　315.4 (F82)

A. 協調運動技能の獲得や遂行が，その人の生活年齢や技能の学習および使用の機会に応じて期待されるものよりも明らかに劣っている．その困難さは，不器用（例：物を落とす，または物にぶつかる），運動技能（例：物を掴む，はさみや刃物を使う，書字，自転車に乗る，スポーツに参加する）の遂行における遅さと不正確さによって明らかになる．

B. 診断基準Aにおける運動技能の欠如は，生活年齢にふさわしい日常生活活動（例：自己管理，自己保全）を著明および持続的に妨げており，学業または学校での生産性，就労前および就労後の活動，余暇，および遊びに影響を与えている．

C. この症状の始まりは発達段階早期である．

D. この運動技能の欠如は，知的能力障害（知的発達症）や視力障害によってはうまく説明されず，運動に影響を与える神経疾患（例：脳性麻痺，筋ジストロフィー，変性疾患）によるものではない．

常同運動症/常同運動障害
Stereotypic Movement Disorder

(74頁/手引⊃38頁)

　常同運動症は，反復し，駆り立てられるように見え，かつ外見上無目的な運動行動によって特徴づけられ（基準A），これらによって，社会的，学業的，および他の活動が障害され，自傷を起こす（基準B）．発症は発達期早期である（基準C）．この行動は，物質や神経疾患の生理学的作用によるものではなく，他の神経発達症や精神疾患（例：強迫症における強迫行動，チック症におけるチック，自閉スペクトラム症の一部である常同症，または抜毛症における抜毛）ではうまく説明されない（基準D）．典型的運動は手を振る，体を揺らす，手をもて遊ぶ，指をもて遊ぶ，物をくるくる回す，頭を打ちつける，自分を噛む，および自分の体のさまざまな部分を叩くなどがある．これらの行動は永続的な機能障害性の組織損傷を引き起こすかもしれず，時に致命的である場合がある．

　DSM-5の基準で変更がなされた．**非機能的**という用語（DSM-IV基準A）が不正確であるかもしれないので，「外見上無目的な」という言い回しが代わりに用いられている．障害が少なくとも4週間持続しなければならないという証拠がないので，その基準（DSM-IV基準F）は削除された．

診断基準　　　　　　　　　　　　　　　307.3（F98.4）

A. 反復し，駆り立てられるように見え，かつ外見上無目的な運動行動（例：手を震わせるまたは手を振って合図する，身体を揺する，頭を打ちつける，自分にかみつく，自分の身体を叩く）
B. この反復性の運動行動によって，社会的，学業的，または他の活動が障害され，自傷を起こすこともある．
C. 発症は発達期早期である．
D. この反復性の運動行動は，物質や神経疾患の生理学的作用によるものではなく，他の神経発達症や精神疾患〔例：抜毛症，強迫症〕ではうまく説明されない．

▶該当すれば特定せよ
　自傷行動を伴う（予防手段を講じなければ自傷に結び付くであろう行動を

含む)
自傷行動を伴わない
▶ **該当すれば特定せよ**
関連する既知の医学的または遺伝学的疾患，神経発達症，または環境要因
〔例：レッシュ-ナイハン症候群，知的能力障害（知的発達症），子宮内でのアルコール曝露〕
コードするときの注：関連する身体的または遺伝学的疾患，または神経発達症を特定するための追加のコードを使用せよ．
▶ **現在の重症度を特定せよ**
軽度：症状は，感覚的な刺激や気晴らしによって容易に抑制される．
中等度：症状は，明確な保護的手段や行動の修正を要する．
重度：重大な自傷を防ぐために，持続的な監視と保護的手段が必要となる．

チック症群/チック障害群

Tic Disorders

(79頁／手引● 39頁)

　チック症群は臨床的に意味のあるチックの存在によって特徴づけられ，主に持続時間とチックの型に関して異なる．5つのチック症群—トゥレット症，持続性（慢性）運動または音声チック症，暫定的チック症，他の特定されるチック症，および特定不能のチック症が含まれていることは，DSM-Ⅳであげられていた4つから拡大されたことを表す（Walkup et al, 2010）．チックが特定の物質（例：コカイン）または医学的疾患（例：ハンチントン舞踏病）の作用から生じる場合があることを示唆する研究に基づいて，上記後半の2つの診断が加えられた．

トゥレット症/トゥレット障害

Tourette's Disorder

(79頁／手引● 39頁)

　トゥレット症は，常同的であるが非律動的な運動と発声によって特徴づけ

られる.例えば,大きい声でぶうぶう言ったり,うなったり,または卑猥なこともある言葉を叫ぶような音声チックは社会的には不快である.その人は自分が音声チックを発していることを知っており,多少は制御できるが,最終的にはその症状に服従せざるをえない.トゥレット症の人は,彼らのチックが社会的に不適切なことだと気づいているので,彼らはチックが恥ずかしいと思っている.トゥレット症で起こる運動チックは,舌を突出する,鼻をならす,飛び跳ねる,しゃがむ,まばたく,あるいはうなずくといったように,しばしば奇妙であるか不快な行動でもある.一般市民の大部分がトゥレット症の性質を知らないので,この行動は不適切または奇異に見られる.

診断基準 307.23(F95.2)

注:チックとは,突発的,急速,反復性,非律動性の運動または発声である.
A. 多彩な運動チック,および1つまたはそれ以上の音声チックの両方が,同時に存在するとは限らないが,疾患のある時期に存在したことがある.
B. チックの頻度は増減することがあるが,最初にチックが始まってから1年以上は持続している.
C. 発症は18歳以前である.
D. この障害は物質(例:コカイン)の生理学的作用または他の医学的疾患(例:ハンチントン病,ウイルス性脳炎)によるものではない.

■基準A

チックの定義は,すべてのチック症群について一貫するように作成された.常同運動症のある人がチック症と診断されにくくするために,**常同的**という用語は削除された.

■基準B

3カ月以上チックのない期間が慢性経過を構成しないということを示唆するデータがないので,最長のチックのない期間(DSM-Ⅳ基準B)は削除された.また,症状がなくなったことを患者に思い出すよう要求するため,チックのない期間を決めることはより困難であり,またこれが診断の信頼性のなさにつながるかもしれない.DSM-Ⅳのように,DSM-5でもチックが1

年以上持続していなければならないことはそのままであるが，それは最初にチックが始まってからの12カ月間ということを明示している．「通常何回かにまとまって」という語句が除かれたのは，診断にとってこの特徴は決定的ではないからである．

■基準CおよびD

チックは，18歳以前に存在しなければならない．この必要条件は，ハンチントン舞踏病またはウイルス脳炎後のような後の人生で起こるチックの他の原因を，トゥレット症から区別する助けとなる．物質誘発性運動障害の例としての精神刺激性の医薬品使用は，根拠に基づいた一貫性がなく削除された．コカインが例として代わりに用いられている．

持続性（慢性）運動または音声チック症／持続性（慢性）運動または音声チック障害

Persistent (Chronic) Motor or Vocal Tic Disorder

(79頁／手引●39頁)

持続性（慢性）運動または音声チック症の本質的な特徴は，運動チックか音声のチックのどちらかが存在するが，両方は存在しないことである．診断に複数の運動チックと1つ以上の音声チックの両方を要するトゥレット症とこの障害は異なる．発症が18歳以前であるという他の特徴は，トゥレット症と同じである．ハンチントン舞踏病のような他の疾患は，原因として除外される必要がある．トゥレット症の基準を満たしたことがあれば，診断を下すことはできない．症状の重症度と機能障害が通常ずっと低いこと以外，他の特徴は概してトゥレット症と同じである．持続性（慢性）運動または音声チック症とトゥレット症は，遺伝的に関連があるかもしれない．臨床家は障害が「運動チックのみを伴う」，または「音声チックのみを伴う」であるかどうかを特定することができる．

診断基準　　　　　　　　　　　　　　　307.22（F95.1）

注：チックとは，突発的，急速，反復性，非律動性の運動または発声である．

> A. 1種類または多彩な運動チック，または音声チックが病期に存在したことがあるが，運動チックと音声チックの両者がともにみられることはない．
> B. チックの頻度は増減することがあるが，最初にチックが始まってから1年以上は持続している．
> C. 発症は18歳以前である．
> D. この障害は物質（例：コカイン）の生理学的作用または他の医学的疾患（例：ハンチントン病，ウイルス性脳炎）によるものではない．
> E. トゥレット症の基準を満たしたことがない．
> ▶該当すれば特定せよ
> 運動チックのみを伴う
> 音声チックのみを伴う

■基準AおよびB

チックの定義は，他のチック症で用いられているそれと一貫するように作成されている．持続性（慢性）運動または音声チック症の診断基準Bへの変更は，トゥレット症と同一である．

■基準CおよびD

発症は18歳以前でなければならない．この必要条件は，トゥレット症を，ハンチントン舞踏病またはウイルス脳炎後のような後の人生で起こるチックの他の原因から区別する助けとなる．物質誘発性運動障害の例としての精神刺激性医薬品使用は削除された．コカインが例として代わりに用いられている．

暫定的チック症/暫定的チック障害

Provisional Tic Disorder

(80頁／手引◯39頁)

暫定的チック症の診断は，DSM-Ⅳの一過性チック障害の修正にあたる．チックが実際に存在していたときに，1年未満の期間で現在チック症状のある人は，DSM-Ⅳでは一過性チック障害と診断されるので，その診断基準は

用いるのが難しかった．1年未満の期間のチックのある人のための診断カテゴリーが必要なので，一過性チック障害から暫定的チック症に改名された．

> **診断基準**　　　　　　　　　　　　　　　　　　　307.21（F95.0）
>
> 注：チックとは，突発的，急速，反復性，非律動性の運動または発声である．
> A. 1種類または多彩な運動チックおよび/または音声チック．
> B. チックの持続は最初にチックが始まってから1年未満である．
> C. 発症は18歳以前である．
> D. この障害は物質（例：コカイン）の生理学的作用または他の医学的疾患（例：ハンチントン病，ウイルス性脳炎）によるものではない．
> E. トゥレット症または持続性（慢性）運動または音声チック症の基準を満たしたことがない．

■ 基準 A, B, C および D

　チックの定義は，他のチック症で用いられているそれと一貫性があるように作られている．DSM-Ⅳで記述されていた4週間の閾値は，それが妥当かまたは有効だったかを示唆する根拠はないため，削除された．発症は18歳以前でなければならないが，このことは，この障害をハンチントン舞踏病またはウイルス脳炎後のような後の人生で起こるチックの他の原因から区別する助けとなる．物質誘発性運動障害の例としての精神刺激性医薬品使用は削除された．コカインが例として代わりに用いられている．

他の特定されるチック症/他の特定されるチック障害，特定不能のチック症/特定不能のチック障害

Other Specified Tic Disorder and Unspecified Tic Disorder

（86頁／手引●40頁）

　他の特定されるチック症は，機能の障害を引き起こすチック症が存在するが，特定のチック症の基準または神経発達症の診断分類のどの疾患の基準も完全には満たさないときに適用される診断である．特定不能のチック症は，上記の疾患が存在するが，臨床家が，その症状が特定の障害の基準を満たさないとする理由を特定しないことを選択をする場合，およびより特定の診断

を下すのに十分な情報がない状況において使用される．これらの2つの診断は，DSM-Ⅳの特定不能のチック障害を置き換えたものである．

▶他の特定されるチック症/他の特定されるチック障害
307.20 (F95.8)

このカテゴリーは，臨床的に意味のある苦痛，または社会的，職業的，または他の重要な領域における機能の障害を引き起こすチック症に特徴的な症状が優勢であるが，チック症または神経発達症の診断分類の中のどの疾患の基準も完全には満たさない場合に適用される．他の特定されるチック症のカテゴリーは，臨床家が，その症状がチック症または特定の神経発達症の基準を満たさないという特定の理由を伝える選択をする場合に使用される．これは，「他の特定されるチック症」の後に特定の理由（例：「18歳以降の発症」）を記録することによって行われる．

▶特定不能のチック症/特定不能のチック障害
307.20 (F95.9)

このカテゴリーは，臨床的に意味のある苦痛，または社会的，職業的，または他の重要な領域における機能の障害を引き起こすチック症に特徴的な症状が優勢であるが，チック症または神経発達症の診断分類の中のどの疾患の基準も完全には満たさない場合に適用される．特定不能のチック症のカテゴリーは，臨床家が，チック症または特定の神経発達症の基準を満たさないとする理由を特定しないことを選択する場合，およびより特定の診断を下すのに十分な情報がない状況において使用される．

他の神経発達症群/他の神経発達障害群
Other Neurodevelopmental Disorders

他の特定される神経発達症/他の特定される神経発達障害,特定不能の神経発達症/特定不能の神経発達障害

Other Specified Neurodevelopmental Disorder and
Unspecified Neurodevelopmental Disorder

(87頁／手引○41頁)

　これらのカテゴリーは，神経発達症に特徴的な症状が存在し，障害を引き起こすが，神経発達症の診断分類の中のどの疾患の基準も完全には満たさない場合に適用される．他の特定される神経発達症のカテゴリーは，臨床家が，その症状が神経発達症の基準を満たさないという特定の理由を伝える選択をする場合に使用される．特定不能の神経発達症のカテゴリーは，臨床家が，神経発達症の基準を満たさないとする理由を特定しないことを選択する場合，およびより特定の診断を下すのに十分な情報がない状況において使用される．

▶他の特定される神経発達症/他の特定される神経発達障害

315.8 (F88)

　このカテゴリーは，臨床的に意味のある苦痛，または社会的，職業的，または他の重要な領域における機能の障害を引き起こす神経発達症に特徴的な症状が優勢であるが，神経発達症の診断分類の中のどの疾患の基準も完全には満たさない場合に適用される．他の特定される神経発達症のカテゴリーは，臨床家が，その症状が神経発達症の基準を満たさないという特定の理由を伝える選択をする場合に使用される．これは，「他の特定される神経発達症」の後に特定の理由（例：「出生前のアルコール曝露に関連した神経発達症」）を記録することによって行われる．

　「他の特定される」という用語を使用して特定できる症状の例は以下である．

　出生前のアルコール曝露に関連した神経発達症：出生前のアルコール曝露に関連した神経発達症は，子宮内でのアルコール曝露に続く，一連のさまざまな発達能力低下により特徴づけられる．

▶特定不能の神経発達症/特定不能の神経発達障害

315.9 (F89)

このカテゴリーは，臨床的に意味のある苦痛，または社会的，職業的，または他の重要な領域における機能の障害を引き起こす神経発達症に特徴的な症状が優勢であるが，神経発達症の診断分類の中のどの疾患の基準も完全には満たさない場合に適用される．特定不能の神経発達症のカテゴリーは，臨床家が，神経発達症の基準を満たさないとする理由を特定しないことを選択する場合，およびより特定の診断を下すのに十分な情報がない状況（例：救命救急室の場面）において使用される．

● Key Points

- 神経発達症に関する章は，DSM-Ⅳの「通常，幼児期，小児期，または青年期に初めて診断される障害」の章の再構成である．
- 精神遅滞は，<u>知的能力障害（知的発達症）</u>と改名された．診断基準は認知能力を評価する必要性を強調しているが，重症度は IQ 値よりもむしろ適応能力に基づいて決定される．
- コミュニケーション症群は新たに命名されたもので，言語症（表出性言語障害，受容-表出混合性言語障害を統合したもの），語音症（従来の音韻障害），および小児期発症流暢症（従来の吃音症）を含む．社会的（語用論的）コミュニケーション症は新規で，言語性，非言語性コミュニケーションの社会的な使用における持続性の困難さを記述している．
- 自閉スペクトラム症は DSM-Ⅳの自閉性障害，レット障害，小児期崩壊性障害，アスペルガー障害，特定不能の広汎性発達障害を包括する新しい診断である．作業部会の構成員は，特定の診断に対する妥当性がほとんどなく，また臨床家がそれらを鑑別することが困難であったと考えた．
- 注意欠如・多動症では，これらの項目の生涯にわたる使用度を高めるために，基準項目に実例が加えられている．発症年齢は，7歳前から12歳前に変更された．自閉スペクトラム症を併存する診断が今回認められた．最後に，成人のための症状閾値を変更しており，若年成人には不注意と多動-衝動の双方で，6症状でなく5症状を必要としている．
- DSM-Ⅳの学習障害は，<u>限局性学習症</u>に変更された．以前の学習障害の病型（読字障害，算数障害，書字表出障害）が統合され，特定用語は現在，

その人の障害を記述するために用いられる.
- チック症に関し，3カ月以上のチックのない期間が慢性経過を構成しないことを示唆する科学的なデータがないので，チックのない最大間隔（DSM-Ⅳでの基準 B）は除かれた.

●文献

American Psychiatric Association：Diagnostic and Statistical Manual of Mental Disorders, 2nd Edition. Washington, DC, American Psychiatric Association, 1968

Applegate B, Lahey BB, Hart EL, et al：Validity of the age-of-onset criterion for ADHD：a report from the DSM-Ⅳ field trials. J Am Acad Child Adolesc Psychiatry 36：1211-1221, 1997

Bishop DVM：Pragmatic language impairment：a correlate of SLI, a distinct subgroup, or part of the autistic continuum? in Speech and Language Impairments in Children：Causes, Characteristics, Intervention, and Outcome. Edited by Bishop DVM, Leonard LB. East Sussex, UK, Psychology Press, 2000, pp 99-113

Bishop DV, Norbury CF：Exploring the borderlands of autistic disorder and specific language impairment：a study using standardised diagnostic instruments. J Child Psychol Psychiatry 43：917-929, 2002

Kieling C, Kieling RR, Rohde LA, et al：The age at onset of attention deficit hyperactivity disorder. Am J Psychiatry 167：14-16, 2010

Matte B, Rohde LA, Grevet EH：ADHD in adults：a concept in evolution. Atten Defic Hyperact Disord 4：53-62, 2012

Walkup JT, Ferrao Y, Leckman JF, et al：Tic disorders：some key issues for DSM-V. Depress Anxiety 27：600-610, 2010

第3章

症例集

『DSM-5 ケースファイル』より

イントロダクション

　1人の患者の生涯にわたる精神疾患への取り組み方として，DSM-5は当然のことながら神経発達症群から始まっている．これらの疾患は一群として通常，幼児期，小児期，または青年期において初めて診断されるものである．しかし，その個々の疾患は，DSM-5で最も議論の対象となった変更点の1つである自閉症の定義と診断基準を含め，余分なものが取り除かれ，再編成され，そして明確化された．

　DSM-5において，自閉スペクトラム症（ASD）は，以前は自閉性障害，アスペルガー障害，小児期崩壊性障害，レット障害，および特定不能の広汎性発達障害に分割されていた患者群を記載している．これらはもはや別々の臨床単位であると考えられていない．新たな基準は，1) 社会的コミュニケーションおよび対人的相互反応における持続的で広範な欠陥，2) 行動，興味，または活動の限定された反復的な様式，を含んでいる．現在の定義では，自閉スペクトラム症は，知的障害，および/または関連する医学的疾患の有無により下位分類される．さらに，3段階の重症度の同定によって，社会的または職業的支援を追加する必要性を明確にするのに役立つ．例えば，"非常に大きな支援"を必要とする患者は，極端な行動面の柔軟性のなさを表すかもしれないし，理解可能な発語が20語あるかもしれない．

　注意欠如・多動症（ADHD）はこれまでと同様に2つの症状ディメンション（不注意および多動性/衝動性）に細分化されており，2つのディメンションのいずれかまたはその両方において，少なくとも6つの症状が存在することが中核的な要件である．例えば不注意は，不注意な誤りを犯す，宿題を最後までやり遂げられない，あるいは教科書をなくすといった行動の存在により指摘されるかもしれない．多動性-衝動性の基準は，そわそわとした落ち着きのなさ，短気，および多弁を含んでいる．注意欠如・多動症の診断は，ディメンションについての特定用語（不注意優勢に存在，多動・衝動優勢に存在，または混合して存在）を含めないと一般に不完全である．これらの症状のいくつかは12歳になる前から存在していなければならないが，これは障害を引き起こす症状が7歳までに存在するというDSM-Ⅳの要件からの変更点である．もう1つの変更点は，成人における症状の基準の数をお

のおののディメンションについて6つから5つへ減らしたことである．これらの後半の2つの変更は，基準を"緩和"することで，すでに注意欠如・多動症と診断されている人達と非常に類似した症状，苦痛，および機能不全をもち，臨床的注目を浴びることで恩恵を受ける可能性のある人達を同定することが可能になるという証拠を反映したものである．DSM-5全体を通していえることだが，症状の基準を満たし，苦痛や機能不全が関連する臨床的閾値に達している人達のみを診断するかどうかは，臨床家次第である．

　連邦法用語や見識のある臨床家が使用する用語に沿って，DSM-5は**精神遅滞**という用語を**知的能力障害**に置き換えた．知的機能の欠陥，適応機能の欠陥（コミュニケーション，仕事，または余暇などの領域における），ならびに幼児期の発症という3つの中核的な基準は変更されていない．しかし，診断はもはや形式的な知能検査に依存していない．その代わりに，DSM-5は，概念的，社会的，および実用的という3つの重要な生活領域について，軽度から最重度まで重症度の集合的な評価をするよう臨床家にすすめている．例えば，重度の知的能力障害をもつ人は時間や金銭のような概念をほとんど理解しておらず，言語をコミュニケーションのためには使用するが説明のためには使用しないだろうし，日常生活上のすべての活動に援助を必要とするだろう．

　小児期に初めて観察されるコミュニケーションの障害には以下のようなものが含まれる．言語症（以前は表出性言語障害と受容性言語障害に分けられていた），語音症（この患者は単語の音韻的構成要素を産出できないが，その障害を説明できる先天性または後天性の医学的疾患を有していない），小児期発症流暢症（吃音），そして新しい診断である社会的（語用論的）コミュニケーション症で，この患者は言語的および非言語的なコミュニケーションの社会的使用に持続的な困難を呈し，自閉スペクトラム症の傾向があるがその基準を完全には満たさない人にとっては，この診断が中心となる可能性がきわめて高い．

　限局性学習症（SLD）はDSM-5における新しい包括的診断である．読字，書字表出，算数といった特定用語は，教師や親が子どもの学業上の必要性により集中して光を当てる手助けをする目的で作られている．

　神経発達症群の章は運動症群で締めくくられており，その中には発達性協調運動症，常同運動症，およびチック症群が含まれている．チックとは，持

続時間の短い突発的な非律動性の運動である．そのような運動は，肩のすくみやまばたきといった運動性チックと，匂いを嗅ぐ，鼻を鳴らす，意識せずに単語や語句を発する，といった音声チックに分けられる．トゥレット症はチック症群の中で最も複雑なもので，患者は多彩な運動性チックと1つ以上の音声チックの両方を1年以上呈しており，それは医学的疾患またはコカインなどの物質の生理学的作用によって説明することができない．

　必然的に神経発達症群は幅広い領域の精神疾患と症状を共有しているため，臨床家は，12歳以下の子どもでは鑑別すべき疾患領域がずっと広いことを理解したうえで，鑑別診断を選び分けなければならない．時には神経発達症群は他の疾患の発症に寄与することもある．例えば，学習症は不安を引き起こすかもしれないし，未治療の注意欠如・多動症は患者を薬物乱用に陥りやすくさせるかもしれない．以下に示す症例は，これらの錯綜した診断のいくつかを分析し，また併存症を探ろうとするものであり，神経発達症群の治療を精神医学の中で最もやりがいのある仕事の1つにするものである．

●文献

Brown TE (ed)：ADHD Comorbidities. Washington, DC, American Psychiatric Publishing, 2009
Hansen RL, Rogers SJ (eds)：Autism and Other Neurodevelopmental Disorders. Washington, DC, American Psychiatric Publishing, 2013
Tanguay PE：Autism in DSM-5. Am J Psychiatry 168(11)：1142-1144, 2011

CASE 1

自閉症に関するセカンドオピニオン

A Second Opinion on Autism

　アシュレイは17歳で，その人生のほとんどの期間自閉症と精神遅滞の診断とともに生きてきたが，今回診断的再評価のために紹介されてきた．最近，彼女がKleefstra症候群〔訳注：9qサブテロメリア欠失症候群とも呼ばれ，知的障害，小児性筋緊張低下，顔貌異常を特徴とする常染色体優性の遺伝疾患〕であることが判明し，家族は以前の診断の再確認と，彼女の姉たちが将来もつことになる子どもたちへの遺伝的危険性の評価を希望したのだった．

　再評価の時点で，アシュレイは実用的な技能に焦点をおいた特別支援学級に

通っていた．彼女は自分で服を着ることはできたが，自分でシャワーを浴びることや1人で家にいることができなかった．彼女は小学校2年生の水準の読み取り（例：単語を音読する）や字を綴ることが可能だったが，読んだ内容はほとんど理解していなかった．予定が変更されたりより高い機能を期待されたりすると怒りっぽくなりがちだった．動揺すると，アシュレイはしばしば，自身（例：手首を噛む）や他の人（例：つねる，髪を引っ張る）を傷つけようとした．

　再評価時に行われた正式の検査で，アシュレイは言語性IQ 23，非言語性IQ 39，全検査IQ 31であった．適応性の得点はいくらか高く，全体の得点は42（平均は100）だった．

　病歴によると，アシュレイは，両親が重大な運動の遅れに気づいた後の生後9カ月のときに初めて受診した．彼女は20カ月で歩き，5歳で用便のしつけができた．初語は6歳であった．3歳で発育遅延，4歳で自閉症，肥満，非進行性脳症の診断を受けた．初期の評価で顔面奇形の可能性を指摘された．当時，役に立つ遺伝子検査はなかった．

　両親はアシュレイが何百もの単語と多くの簡単な言い回しを知っていることを示した．彼女は昔からずっと車のナンバープレートに非常に興味をもっており，何時間もその絵を描いていた．彼女の最も優れた技能は記憶力であり，いろいろな状況での車のナンバープレートの絵を正確に描くことができた．アシュレイはいつも両親と姉妹たちにたいへん愛着を感じており，赤ちゃんも可愛がったが，同世代の十代の若者にはほとんど関心を示さなかった．

　アシュレイの家族歴としては，父が失読症，父方の叔父がてんかん，母方の従兄弟には「アスペルガー症候群」の可能性があった．彼女の2人の姉はともに短大生で健康であった．

　診察では，アシュレイは太りすぎの若い女性で，視線が定まらず，しばしば横目でちらりと見た．笑顔が素敵で，時折独り笑いをしたが，ほとんどの時間，顔の表情は抑制的だった．彼女は他人の目にとまるようなことをして注意を引こうとはしなかった．彼女はしばしば他人の言うことを無視した．好みの物（例：ぴかぴか光る雑誌）を要求するためには，アシュレイは体を両足で左右に揺すって指さした．物（例：動物のぬいぐるみ）を差し出されると，彼女はそれを鼻や唇にもっていきよく調べた．アシュレイは独特の抑揚のある甲高い声で話した．面接の間，彼女は「掃除したい」や「ワゴン車を持ってる？」といった，いささか機械的だが意味の通じる多数の単語と少数の短い言い回しを用いた．

評価に先立つ数カ月間で，両親は，彼女がますます無感情になったことに気がついた．医学的評価によって，その症状の最も可能性の高い原因は尿路感染症であるとされたが，抗菌薬を処方しても，彼女はよりぼんやりするように見えた．さらなる医学的評価によってより広範な遺伝子検査がなされ，アシュレイは「Kleefstra症候群，知的能力障害を含む多数の医学的問題に関連した稀な遺伝的欠陥」と診断された．両親は自分達も検査を受け，"陰性である"ことが判明したと述べた．

両親は遺伝子検査の結果が，アシュレイの長年にわたる診断や今後の医療サービスに影響するかどうかを特に知りたがった．さらに，他の2人の娘が自閉症，精神遅滞，および/またはKleefstra症候群の遺伝子をもつ危険性があるか，検査を受けるべきかを知りたがった．

■診断
- 知的能力障害（知的発達症/知的発達障害），重度　　　（5頁/手引○17頁）
- 自閉スペクトラム症/自閉症スペクトラム障害，知能と言語の障害を伴う，Kleefstra症候群に関連する　　　（29頁/手引○26頁）

■考察
診断に関して，アシュレイの認知検査と限られた日常適応能力は，彼女がDSM-5の知的能力障害であることを示している．加えて，アシュレイには，自閉スペクトラム症の中核症状，すなわち，1) 社会的コミュニケーションにおける欠陥，2) 行動，興味，または活動の限定された反復的な様式，のどちらの基準においても顕著な症状がある．またアシュレイは，発達早期における症状の存在と意味のある機能障害の既往というDSM-5の自閉スペクトラム症の基準も満たしている．自閉スペクトラム症の5番目の基準は，それらの障害が知的能力障害ではうまく説明されないということであるが，それはアシュレイの症例ではより複雑な問題である．

長年，臨床家と研究者は，自閉症と知的能力障害の間の境界について議論してきた．IQが低くなるにつれて，自閉症の診断基準を満たす小児や成人の割合は増加する．30以下のIQをもつほとんどの人が，知的能力障害と同時に自閉スペクトラム症ももっている．

アシュレイが自閉スペクトラム症と知的能力障害の両方のDSM-5基準を

満たすためには，自閉スペクトラム症に関連した特異的な欠陥や行動が，全般的な知的発達をもった人に通常みられるものよりも重大でなければならない．言い換えると，もし彼女の欠陥がただ単に制限された知的能力によるものであれば，彼女は典型的な3，4歳の子どもの社会的技能と遊びの技能をもっているはずである．しかしながら，アシュレイの社会的交流は，典型的な未就学児のそれとはまったく似つかぬもので，これまでもそうであった．彼女は顔の表情が乏しく，あまり視線を合わせず，仲間に最小限の関心しかもっていない．アシュレイは，彼女の"精神年齢"と比較すると，興味の範囲と基本的な人間の情動理解の両方において重大な制限がある．さらに彼女には，いかなる年齢でも一般的にはみられない行動が現れている．

　自閉症の不均質性は重大な論争を引き起こしてきた．例えば，非常に重度の知的能力障害をもった子どもたちは自閉スペクトラム症から除外されるべきだと主張する人がいる．また，自閉スペクトラム症をもち，より知的に優れた子どもたちは独自のカテゴリーであるアスペルガー症候群に分類するべきであると主張する人達もいる．学術研究ではこれらの区別のどちらも支持しない．例えば，自閉症の症状と重度の知的能力障害をもった子どもたちには，しばしば，自閉症と優れた知的能力をもつきょうだいがいることを研究論文は示している．自閉スペクトラム症についてまだ多くのことが知られていないが，IQは重要な鑑別因子とは思えない．

　現実的な観点から最も重要な要素は，自閉スペクトラム症の診断が治療指針や医療の利用を手助けするような情報を提供するかどうかであろう．アシュレイの場合，自閉スペクトラム症の診断は，彼女の乏しい社会的技能に焦点を当てることに一役買っている．それは彼女の動機づけと医療資源に対する彼女の必要性との間の違いに注意を喚起している．また自閉スペクトラム症の診断は，彼女の認知の強み（例：機械的記憶，視覚表現）と弱み（例：理解力，社会的相互関係，変化に適応する能力）を注意深く探すことの重要性についても強調している．これらすべてのことは，彼女ができる限り自立して生活しようとするときに，大きな役割を果たすかもしれない．

　アシュレイの両親はまた，アシュレイの治療と姉妹の家族計画に対する最近の遺伝子検査結果の影響について心配している．何百もの個々の遺伝子が，自閉症に関連した複雑な神経学的な問題において役割を演じているかもしれないが，自閉スペクトラム症のほとんどの症例では明確な原因がない．

アシュレイの遺伝子疾患であるKleefstra症候群は，知的能力障害と自閉スペクトラム症の症状の両方に確実に関連している．遺伝的または医学的疾患，あるいは環境要因が関係するように見える場合，それは特定用語として付記されるが，その他の点ではこの自閉スペクトラム症の診断には影響しない．

アシュレイの知的能力障害と自閉スペクトラム症に関する遺伝子的原因についての知識は，いくつかの理由で重要である．それによって内科医は，心臓や腎臓（例えば，反復性の尿路感染症をおそらく引き起こしている）に関する問題など，Kleefstra症候群によくみられる医学的併存疾患に目を向けることに役立つ．また遺伝子的原因についての知識は，アシュレイの家族とこのまれな症候群に罹患している他の家族とを結びつけることによって情報資源の拡大をもたらすことになる．

この新しい遺伝子診断に関して特に重要な面は，アシュレイの姉たちに対する影響である．報告された症例のほとんどすべてにおいて，Kleefstra症候群は新規に発生するもので，これは家族の中の誰かが関連遺伝子領域に異常をもっているという可能性がきわめて低いことを意味する．まれには，非罹患者の片親が，症候群の原因となる染色体の転座かモザイク型をもつことがあるが，アシュレイの両親は"陰性である"ことが判明したので，彼らが遺伝的保因者でないことが示唆される．このことは他の自閉症関連遺伝性疾患に関連した状況に必ずしも当てはまるわけではないが，アシュレイにおけるこの詳細な遺伝子診断は，姉たちが自閉症の子どもをもつ危険性は増加しないことを示している．このような情報はアシュレイの姉たちにたいへん安心を与え，かつ有益となりうるものである．遺伝学は自閉症と知的能力障害において疑う余地もなく大きな役割を果たすが，ほとんどの症例で確実に予測できることはなく，診断は現在行われているように，小児期における継続した縦断的な観察を通してなされる．

●文献

Kleefstra T, Nillesen WM, Yntema HG：Kleefstra syndrome. GeneReviews October 5, 2010

Lord C, Pickles A：Language level and nonverbal social-communicative behaviors in autistic and language-delayed children. J Am Acad Child Adolesc Psychiatry 35(11)：1542-1550, 1996

Lord C, Spence SJ：Autism spectrum disorders：phenotype and diagnosis, in Understanding Autism：From Basic Neuroscience to Treatment. Edited by Moldin SO, Rubenstein JLR.

Boca Raton, FL, Taylor & Francis, 2006, pp 1-24

Shattuck PT, Durkin M, Maenner M, et al：Timing of identification among children with an autism spectrum disorder：findings from a population-based surveillance study. J Am Acad Child Adolesc Psychiatry 48(5)：474-483, 2009

Wing L, Gould J：Severe impairments of social interaction and associated abnormalities in children：epidemiology and classification. J Autism Dev Disord 9(1)：11-29, 1979

CASE 2

かんしゃく気質
Temper Tantrums

　ブランドンは，学業成績の低下の一因となっていると思われるかんしゃく気質の精神医学的評価のために母親に連れて来られた12歳の少年である．彼は常に難しい状況にあったが，ミドルスクール〔訳注：4-4-4制をとる地域の中間の4学年を教育する学校〕に入学以降より悪化したと，母親は述べ感情的になった．

　ブランドンの6年生のときの教師は，彼は学業的にはできていたが，友達を作る才能はほとんどなかったと述べた．彼は，自分に親切にしようとする同級生の意図に対して不信感をいだいているように見え，自分が学校にもってきたおもちゃの車やトラックに対して，冗談で見せかけの興味を示す子を信用した．教師は，彼は授業中によく泣いて，めったにしゃべらないことに気がついた．ここ数カ月間に，たいていは廊下で，時々は授業の最中に，彼が他の男の子に向かって叫んでいるのを複数の教師が聞いていた．教師は，彼が挑発に応じているとみなしていたため，理由を突き止めずにたいていはブランドンを叱らなかった．

　単独での面接で，学校や同級生，家族について尋ねられたとき，ブランドンは不自然につぶやくように答えた．しかし，診療医がおもちゃの車に興味をもっているか尋ねると，表情が明るくなった．彼はリュックサックから数個の車，トラック，飛行機を引っ張り出して，視線をうまく合わせずに，それらの正確な名前らしい名称（例：フロントエンドローダー，B-52，ジャガー）を使って，乗り物について長々と話すのだった．再び学校について尋ねられると，ブランドンは携帯電話を取り出し，「バーカ!!!!　どもり君，負け犬，変人！　みんなお前を嫌っている」と書かれたひと続きのメールを示した．診察医が，ブランドンが保存しどうやらまだ見せていなかった長い一連のメールを読む間，ブランドンは，他の

少年が授業中に"汚い言葉"を自分にささやき，そのうえ講堂では彼の耳元で大声で叫んでいたと付け加えた．「それで，僕は大きな音が大嫌いなんだ」．彼は逃げることを考えていたと言ったが，そうはいっても，たぶんただ自分の寝室に逃げたほうがいいと決めていたにすぎなかった．

　発達的には，ブランドンは11カ月で初めて言葉を話し，3歳までに短文を使い始めた．彼はいつもトラックや車，電車にひどく集中していた．母親によると，彼はいつも"とても内気"で，ひとりの親友もいたことがなかった．彼は"物事を文字どおりに受け取る"ため，冗談や，よくある子どものひやかしに苦労していた．ブランドンの母親はこの振る舞いを"少し変"であると長いこと思っていたが，弁護士として成功し，同じように自分の関心事に集中したブランドンの父親とそれほど違わないと付け加えた．彼らはともに，"ユーモアのセンスがない""決められた方法にこだわる"人であった．

　診察中，ブランドンは内気で，概して不自然であった．彼が視線を合わせることは平均以下であった．会話は筋が通り，目標指向的であった．時々ブランドンは言葉に詰まり，やたらと止まり，たまに言葉や言葉の一部分を素早く繰り返すのだった．ブランドンは，気分はまあまあであると述べたが，学校が恐いと言い足した．彼は悲しそうで，彼のおもちゃの車について話し合うときだけ明るくなるように見えた．彼は自殺念慮や他殺念慮について否定した．彼は精神病症状も否定した．認知面では健全であった．

■診断
- 自閉スペクトラム症/自閉症スペクトラム障害，知能の障害を伴わない，言語の障害を伴う　　　　　　　　　　　　　　　　（29頁／手引⊃26頁）
- 小児期発症流暢症（吃音）/小児期発症流暢障害（吃音）
　　　　　　　　　　　　　　　　　　　　　　　　　（23頁／手引⊃24頁）

■考察
　ブランドンはDSM-5の新しい診断である自閉スペクトラム症と一致する症状を呈している．自閉スペクトラム症は，以前には分けられていたいくつかの疾患，すなわち自閉性障害（自閉症），アスペルガー障害，特定不能の広汎性発達障害を包含している．自閉スペクトラム症は2つの主要な症状の領域，すなわち，社会的コミュニケーションの欠陥と一連の固定した興味お

よび反復的な行動によって特徴づけられる．

　ブランドンが同級生との社会的交流においてかなり苦労していることは明白である．彼は友情を結ぶことができず，双方向的な遊びをしようとせず，また社会的手がかりを読み取ることに苦労している．概して自閉スペクトラム症の人々は，顔の表情や身ぶり，および他の非言語性の行動との関連性を正しく読み取ることに努力を要すると感じている．彼にはユーモアがなく，"物事を文字どおりに取りすぎる"．これらの症状は社会的コミュニケーションの欠陥に関する自閉スペクトラム症の基準を満たしている．

　2番目の自閉スペクトラム症症状の領域に関しては，ブランドンには一連の固定した興味と反復的な行動があって意味のある苦痛を引き起こしている．彼は車や電車に興味をもっているように見え，ほかにはほとんど興味を示さず，また他の子ども達は自分と同じように熱中しないかもしれないという洞察がないようである．彼は"単調さ"を求め，決められた方法が変えられると苦痛が生じる．したがってブランドンは，DSM-5の自閉スペクトラム症に関して主要な症状基準の両方を満たす．

　ブランドンはまた，言葉に詰まり，やたらと止まり，言葉や言葉の一部分を繰り返している．これらの症状は吃音と一致しており，DSM-5のコミュニケーション症群の1つである小児期発症流暢症に分類される．小児期発症流暢症は典型的には持続性で，音声の頻回な反復または延長，単語が途切れること，会話の休止，そして遠回しの言い方によって特徴づけられ，意味のある社会的，学業的，職業的機能不全をもたらすかもしれない．

　その他のDSM-5のコミュニケーション症群には，語音の産出の困難さ（語音症），話し言葉と書字の使用の困難さ（言語症），さらに言語的および非言語的コミュニケーションの社会的使用の困難さ〔社会的（語用論的）コミュニケーション症〕が含まれる．これらの困難さは症例報告の中では言及されていないが，言語の機能障害は自閉スペクトラム症の一部としてよくあることで，個別の併存診断というよりは自閉スペクトラム症の特定用語として記載されるため，ブランドンはこれらのそれぞれについて評価されるべきである．

　DSM-5以前では，ブランドンは，自閉症の中核特徴（社会的欠陥と早期に停止した興味）と正常知能をもつ者の一群を特定したアスペルガー障害の基準を満たしていただろう．しかしながら，おそらく自閉スペクトラムの症

状を彼の父親と共有していたためにブランドンは"すこし変"であるとみなされてきたが，特定の臨床的関与に値する問題はないとされた．自閉スペクトラム症の人でまれならずみられることだが，診断のなかったことが，ブランドンが悪意のあるいじめの無防備な標的となる一因となった．中心となる自閉症症状と吃音の両方に対する適切な介入がなければ，ブランドンは現在も続いている心的外傷や学業の逸脱に対して危機的状況にある．

●文献

Sterzing PR, Shattuck PT, Narendorf SC, et al：Bullying involvement and autism spectrum disorders：prevalence and correlates of bullying involvement among adolescents with an autism spectrum disorder. Arch Pediatr Adolesc Med 166(11)：1058-1064, 2012

Toth K, King BH：Asperger's syndrome：diagnosis and treatment. Am J Psychiatry 165(8)：958-963, 2008

CASE 3

学習困難
Academic Difficulties

　カルロスは19歳のヒスパニックの大学生で，学習困難を訴えてかかりつけの外来を受診した．6カ月前に大学生活を始めてから，彼は試験の成績が悪く，学習の予定についていくことができなかった．大学を退学になるのではないかという心配から不眠になり，集中できなくなり，全体的に希望をもてなくなってしまった．そして彼は，特につらい1週間を過ごした後，突然家に戻って来て，退学になりそうだと家族に話した．母親はすぐにカルロスを以前彼と彼の兄を診てもらった外来に連れて行った．母親は，カルロスの注意欠如・多動症が問題を引き起こしているのか，あるいは年齢とともに注意欠如・多動症はすでに終わっているのか，ということを気にしていた．

　カルロスは9歳のときに同じ外来を受診したことがあり，そのときは注意欠如・多動症の混合型と診断された．臨床評価の記録には，指示に従わない，宿題を完成できない，椅子から立ち上がる，物をなくす，順番を待てない，話を聞かない，などで学校で問題があると書かれていた．彼は集中することが困難であったが，テレビゲームだけは例外で，"何時間でも続けることができた"．カルロス

は初語が明らかに遅かったが，その他の点では出生および発達歴は正常であった．カルロスの家族は彼が5歳のときにメキシコから米国に移住してきた．彼の行動は未熟で読みの学習が困難であったため，1学年を2回繰り返した．彼が第2言語の英語を学ぶのは容易ではなかった．

カルロスが9歳のときの臨床心理士による心理教育的な評価では，読みの問題と結論づけられた（特に読みの流暢さと理解の問題）．しかしながら，教育委員会の学習障害の基準ではIQと学習到達度の間に20点の差が必要であったため，カルロスはその基準を満たさなかった．そのため，彼は特別支援教育を受けることができなかった．カルロスのかかりつけ医は薬物療法をすすめたが，母親は薬物療法を希望しなかった．代わりに母親は，息子の"集中力と読字力"を手伝う家庭教師を雇うために仕事を増やすと伝えた．

大学生活が始まると，カルロスは読書と講義を聞く際に集中していられないと訴えるようになった．彼は容易に注意をそらされてしまうために，与えられた課題を時間どおりに提出することが困難であった．彼は，落ち着かない感じ，いらだち，不安を訴えていた．彼は，眠れない，元気が出ない，同級生のように"楽しみをもつこと"ができないと述べていた．彼は，1週間の中でうつ症状の"浮き沈み"があるが，集中力の問題には影響していないと思うと述べていた．物質使用は否定した．

カルロスが言うには，高校のときは自分を理解してくれる素晴らしい教師が何人かいて，読んだ内容を理解するのを助けてくれたし，講義をテープに録音することや他の手段（例：ビデオ，ウィキ，視覚的なプレゼンテーション）を用いることを許可してくれた，とのことだった．大学ではこのような手段がないので，彼は「孤独で，ばかで，敗北者で，どうしようもできないように」感じると言った．

高校の教師から大学の障害学生支援事務所に登録するように助言を受けていたが，彼はそうしなかった．彼は同級生と違う目で見られたくなかったし，自分自身で大学生活を乗り切っていけると思っていた．

カルロスには兄が注意欠如・多動症という家族歴がある．父親はカルロスが7歳のときに亡くなっているが，「失読症」があるとされ，地元の短大を1学期終了後に中退していた．

診察時，カルロスは清潔なジーンズとTシャツ，フード付きのジャケットを着ており，フードで顔を覆っていた．彼は静かに椅子に座り，背中を丸めた．頻繁

にため息をつき，医師と目を合わせることはほとんどなかった．しばしば指をトントンとたたき，椅子に座った状態で足を動かしていたが，礼節は保たれており，質問に対して適切に答えていた．英語を使いこなす能力は十分にあったが，わずかにヒスパニックのアクセントが混じっていた．彼はしばしば口ごもり，いくつかの多音節の単語の発音を間違えていた（例："literature"の代わりに"literal-chure"と言ったり，"intimidate"と言うべきところで"intimate"と言ったりしていた）．彼はいかなる自殺念慮も否定した．彼は自分の問題についてかなりの洞察をもっているようだった．

カルロスはさらなる検査のため心理士のところに紹介された．心理教育的な再評価により，カルロスの読字および書字能力は，年齢に比して実質的かつ定量的に低いことが確認された．また報告では，これらの学習困難は，知的障害，未矯正の視力や聴力，心理社会的な逆境，大学の教育に使用されている言語の熟達不足によるものではないと結論づけられていた．そしてその報告は，語を綴ることや文章表現だけでなく，読みの流暢さと理解にも特異的な困難があるという結論だった．

■診断

- 注意欠如・多動症/注意欠如・多動性障害，不注意優勢型，軽度から中等度
(44頁／手引➲30頁)
- 限局性学習症/限局性学習障害，読字（流暢さと理解の両方）および文章表現（綴りと文章表現の構成）の領域に影響しており，現在はすべて中等度
(56頁／手引➲34頁)

■考察

カルロスには注意欠如・多動症の病歴がある．彼が最初に評価を受けた9歳のとき，DSM-Ⅳの注意欠如・多動性障害の基準は，不注意または多動性・衝動性の2つのカテゴリーのどちらかで，9つの症状のうち少なくとも6つを満たすことを必要としていた（発症は12歳以前）．彼は混合型の注意欠如・多動性障害と診断されていたが，これは専門外来においてこの2つの領域の双方で少なくとも6つの症状が確認されたことを示している．

カルロスは現在19歳であり，この症例報告では，彼が5つのさまざまな不注意症状と2つの多動性・衝動性に関係した症状をもっていることが示さ

れている．このことは症状が改善したことを示しているように見える．注意欠如・多動症が加齢により部分寛解するのは一般的であり，特に多動症状についてはそうである．DSM-Ⅳではカルロスの注意欠如・多動性障害は寛解したことになるだろう．しかしながら，DSM-5では，どちらかのカテゴリーにおいて6つではなく5つの症状というより低い閾値となっている．したがって，カルロスは注意欠如・多動症の診断基準を満たす．

とはいえ，注意欠如・多動症に代わる説明を探すのは重要なことであり，1つの可能性は現在の症状が気分障害でよりうまく説明できるかもしれないということである．過去6カ月の間，カルロスは不安症状と抑うつ症状を呈していたが，彼の不注意と集中力低下はこれらのエピソードによって制限されたり悪化したりすることはないようである．彼の注意欠如・多動症症状は慢性的であり，幼児期に発症し，気分障害や不安障害を併発することはなかった．さらに，彼の現在の抑うつ症状は1週間程度しか続いていないようだが，彼の学校における困難は慢性的である．

学習の問題は注意欠如・多動症に多く，限局性学習症がなくてもみられるが，限局性学習症は注意欠如・多動症に併存しやすい．心理検査を再度行う前にも，カルロスには限局性学習症の可能性の高くなる病歴上の問題点がいくつもあることがわかっていた．母語であるスペイン語の初語の遅れ，スペイン語，英語ともに読字の遅かったこと，高校では教育上の便宜をはかってもらっていたこと（それでうまくいっていた），これらはすべて限局性学習症を示唆するものであり，学習障害の家族歴があるということもそれを示唆している．

カルロスの以前の心理教育的評価では学習障害を確定できなかったが，これは限局性学習症の診断に必要とされるIQと学習成績との間の差を満たしていなかったためである．その後の10年間の証拠により，DSM-5では限局性学習症におけるこの較差の基準を除外した．この変更によって，青年期後期の患者の再評価が妥当なものとなった．

再度行った心理検査は中等度の限局性学習症を示した．カルロスの学習困難は学童期に始まり，学習障害が続いているので，DSM-5の限局性学習症の基準を満たす．注意欠如・多動症と限局性学習症の両方の証明を提供することで，カルロスは大学の勉強によりしっかりと従事できるような教育上の便宜を受けることが可能となるだろう．

●文献

Frazier TW, Youngstrom EA, Glutting JJ, Watkins MW：ADHD and achievement：meta-analysis of the child, adolescent, and adult literatures and a concomitant study with college students. J Learn Disabil 40(1)：49-65, 2007

Sexton CC, Gelhorn H, Bell JA, Classi PM：The co-occurrence of reading disorder and ADHD：epidemiology, treatment, psychosocial impact, and economic burden. J Learn Disabil 45(6)：538-564, 2012

Svetaz MV, Ireland M, Blum R：Adolescents with learning disabilities：risk and protective factors associated with emotional well-being：findings from the National Longitudinal Study of Adolescent Health. J Adolesc Health 27(5)：340-348, 2000

Turgay A, Goodman DW, Asherson P, et al：Lifespan persistence of ADHD：the life transition model and its applications. J Clin Psychiatry 73(2)：192-201, 2012

CASE 4

学校での問題
School Problems

　ダフネは13歳，中学3年生で，学業および行動面での困難さを理由に精神科的評価のために連れて来られた．彼女は，学校の課題を始めることやそれを完成させること，指示に従うことが特に困難で，数学で落第点をとってしまった．課題を完成させるよう促されると，理屈っぽくなり，怒りっぽくなった．彼女は母親と一緒に家にいたいと言い，学校に通うことにますます抵抗を示すようになってしまった．

　検査の結果，ダフネの知能は平均以上であり，数学以外のすべての教科において年齢相応の成績を示し，視空間的な技能にいくらかの困難さをもっていることがわかった．数年前，小児科医が彼女を注意欠如・多動症と診断し，精神刺激薬を処方した．彼女はその薬を1週間服用したが，興奮しているように見えたため，両親は薬を飲ませるのをやめた．

　自宅ではダフネの両親がしっかり監督して宿題をやらせていたので，しばしば泣いたり叫んだりの口論になった．彼女には長い付き合いの友達が2人いたが，ここ数年，新しい友達を1人も作れなかった．概して彼女は自分よりも幼い女の子と遊ぶことを好んだ．友達が好きな遊びを選んだり，彼女のやり方に従わなかったりしたとき，彼女はやめてしまうことが多かった．たいてい彼女は集団や学校の中ではおとなしかったが，家族に対してはより威張っていた．

幼少期の初め，ダフネは寝つきが悪く，常夜灯を点けたり両親に安心させてもらったりする必要があった．両親はダフネが変化によって混乱しやすいことがわかっていたので，新しい活動を彼女に強いることは滅多になかった．彼女は，夏の間は祖父母とともに湖畔の家で過ごしたが，そこではうまくやれていた．両親の話では，心的外傷，ストレス因，医学的な問題，あるいは発達上の問題は特になかったとのことだった．ダフネは診察の約2カ月前に初潮があった．彼女の家族歴は，第一度および第二度親族に，気分障害，不安症，学習症の患者が複数存在するという点で関連があった．

　最初の面談ではダフネは内気で緊張していた．彼女は視線をあまり合わせず，プラスチックの馬を集めているということ以外ほとんど話すことがなかった．15分と経たないうちに彼女はくつろいできて，勉強が大変だし，ほかの子ども達が自分に気を遣ってくれないようだから学校は嫌いだと明かした．彼女は，間違うことや悪い成績をとること，そして教師や両親をがっかりさせることを恐れていると述べた．ずっと前の失敗で頭がいっぱいになり，その結果，不注意と決断不能が生じていた．ダフネは，得意なものは何もないし，彼女の人生のどんなこともうまくいかないと述べた．彼女はもっと友達がいればいいのにと願っていた．思い出せる限り彼女はいつもそのように感じていた．これらのことは彼女を悲しくさせたが，持続的な抑うつ感や自殺念慮は否定した．彼女は不安そうに見えたが，馬の置物の収集品や家族について話しているときは明るくなった．

■診断

- 限局性学習症/限局性学習障害（数学）　　　　　　　　（56頁/手引●34頁）
- 全般不安症/全般性不安障害　　　　（マニュアル●220頁/手引●118頁）

■考察

　ダフネには，不注意，不安，学習困難，限られた人間関係，および低い自尊心といった症状があり，これらは苦痛と機能障害を引き起こしている．ダフネは，生物学的には，気分障害，不安症，学習症の家族歴を背景として，思春期のホルモン変化を経験している．心理学的には，自分が無力であると思い込んでおり，それがおそらく現在の学校での困難さと関係があるのだろう．発達的には学童期の子どもの情動水準で機能している．社会的には，彼女を守ることに重点をおく支持的な家庭環境の中にいるが，もしかしたらそ

のことが自立や自主性と関連した能力の獲得を妨げているのかもしれない．一方，教育体制は，ダフネが学業成績を上げるのに必要な支援を提供してこなかった．

　ダフネの学業の問題は，数学における限局性学習症によりある程度説明が可能である．彼女はこの領域に持続的な困難をかかえており，それは彼女の成績が彼女の知的水準や暦年齢を下回ることを示す検査結果で裏づけられている．他の科目の成績や適応能力の水準は概して年齢相応のようであり，そのことは，彼女の全体的な知能および適応能力は正常で，知的能力障害はないということを示している．

　ダフネの年齢の子ども達では不安症と気分障害を区別することが難しいときもある．本症例は不安症の可能性のほうが高い．なぜなら，しばしば抑うつ症状はエピソード的であるが，ダフネの症状はエピソード的ではなく，むしろ慢性的だからである．ダフネの悲しみは彼女の挫折感および能力についての心配と関係がある．睡眠障害を除いて彼女には自律神経症状を認めない．彼女の入眠困難は，社会的な不適応や学校の要求に従うことへの抵抗，そして嫌いな課題に直面したときの過剰反応についての不安に基づいていると思われる．能力についての不安に加えて，ダフネは安全に関する心配があるように見え，彼女の緊張した様子はそのためかもしれない．活動を回避したり規制したりすることによってダフネは不安を処理している．彼女の懸念の中には社交不安症（社交恐怖）または分離不安症のような他の不安症に一致するものもあるが，ダフネの心配はそれらの領域を超えて広がっている．彼女の不安の広範性を考慮すると，最も適切な診断は全般不安症（GAD）である．

　全般不安症は持続的で過剰な不安と心配によって特徴づけられる．症状の基準には，落ち着きのなさ，集中困難，易怒性，筋肉の緊張，睡眠障害，および疲労しやすいことが含まれている．成人では6つの基準のうち3つが必要だが，子どもの場合は，過剰な不安と心配に加えて，1つの症状のみで全般不安症と診断することができる．

　社会的な困難さは小児や青年の間ではよくみられるもので，特に精神疾患をもつ場合は多い．ダフネの問題は，自分が有能で好感度が高いかどうかという不安と関係している．学業における苦労と不安は彼女の発達を妨げているし，彼女を情動的にも社会的にも未熟にしている．

彼女の未熟さは，ひょっとすると自閉スペクトラム症を示唆するかもしれない．まさに彼女は，社会的交流を始めたり，仲間と相互関係を築いたりすることが困難である（診察時，あまり視線を合わせようとしなかった）が，ダフネには自閉症に関連したコミュニケーション障害，柔軟性のなさ，あるいは常同行為はない．彼女の行動は親密さが得られるとともに改善しており，彼女は仲間への関心を示している．

同様に，彼女の言語，発語，およびコミュニケーション技能も発達上適切なようであり，これらの領域の疾患もなさそうである．

ダフネは学業のことになると学校でも家でも反抗的で非協力的なので，もしかすると反抗挑発症（ODD）も考慮されるかもしれない．しかしながらこの態度や振る舞いは他の状況には持ち越されないし，彼女の行動は反抗挑発症で必要とされる症状の程度および頻度を満たしていない．それらは，不安の表出およびその不安に対処しようとする試みであると説明したほうがよい．

不注意はさまざまな診断で起こる症状の1つである．注意欠如・多動症の人達は12歳になる前から複数の状況において，注意，衝動性，および/または多動性に関する問題をかかえ，重大な障害を引き起こしている．ダフネは不注意に合致する症状をいくつかもっているが，これらは学校の場面に限定されているように見える．また彼女には衝動性や活動の制御に関連した行動についても重大な問題はないようである．注意欠如・多動症は1つの診断的可能性として残しておくべきだが，他の診断のほうがダフネの困難さをよりうまく説明している．

●文献

Connolly SD, Bernstein GA；Work Group on Quality Issues：Practice parameter for the assessment and treatment of children and adolescents with anxiety disorders. J Am Acad Child Adolesc Psychiatry 46(2)：267-283, 2007

Lagae L：Learning disabilities：definitions, epidemiology, diagnosis, and intervention strategies. Pediatr Clin North Am 55(6)：1259-1268, 2008

CASE 5

落ち着きがなく，注意散漫
Fidgety and Distracted

　イーサンは9歳の少年で，彼の注意力が減退していることに気づいた担当教師によって精神科外来に紹介された．当時イーサンは私立の男子校の普通学級の4年生だった．教師が両親に言うには，彼は秋にはクラスの中で最も優秀な生徒の1人であったが，春の学期の間に成績が落ちていったとのことだった．彼は学業が難しくなるにつれ落ち着きがなく注意散漫になる傾向にあったため，教師は彼に神経精神医学的な検査を受けさせることを両親に提案した．

　イーサンの母親の話では，自宅では最近，以前よりも感情的になっているように見えたとのことだった．「涙ぐんでいるように見えることも時々ありますが，それはあの子には珍しいことです」．彼女は家庭における問題は何もないと言い，夫，息子，8歳の娘，そして自分自身が"幸せな家族"であると述べた．しかしながら彼女は，イーサンが1人きりにされることに不安を感じているようだということに気づいていた．彼は"べったり"になり，しばしば家の中で両親について回り，部屋に1人でいることを嫌がった．イーサンはまた，真夜中に両親の寝ているベッドに入り込むようになったが，それはこれまでにはなかったことであった．彼は近所や学校に仲のよい友達が数人おり，他の子ども達が自分の家に来ることについては喜んで迎え入れていたが，自分が泊まりに行くのは拒んだ．

　イーサンの母親は，彼が以前よりも落ち着きがなくなってきたように見えることを認めた．彼女は，彼がしばしば肩をすくめたり，顔をしかめたり，まばたきしたりするような動作をしていることに気づいており，それらは不安の徴候であると考えていた．それらの動作は，疲れていたりいらだったりしているときに悪化し，クラリネットの練習や宿題のような活動に落ち着いて集中している間，特に母親が彼を手伝っているときには頻度が減った．

　母親はまた，彼が突然"迷信深く"なったと述べた．彼は玄関を通るときはいつでも，素早く連続して2回両手で同時に両方の側柱に触ることができるまで，行ったり来たりしていた．夏に家族で年に1回の休暇をとることにしていたので，彼女はイーサンの一際目立つ癖が夏までに治まることを期待していた．彼女は，今年はディズニーランドに行くのがよいのではないかと考えていたが，父親は，

彼を釣り旅行に連れて行き（"男同士で"），その間，母親と娘はニューヨーク市にいる親戚を訪問することを提案していた．

イーサンの母親はまた，息子のことを「育てやすい子だったけれど繊細でした」と振り返った．彼は，計画出産で，合併症を伴わない妊娠によって生まれ，すべての発達の指標を遅延なく満たしていた．医学的問題や最近の感染症の既往はなかったが，胃痛を訴えて頻回に学校の保健室を訪れるようになっていたと母親は述べた．

診察時，イーサンは華奢な体格の少年で，色白でそばかすだらけの肌と金髪の持ち主であった．彼は幾分そわそわしており，ズボンを引っ張りながら座り位置を変えていた．彼の新しい動作について母親が話しているのを聞くことで，彼にそういった動作が引き起こされているように見えた．また診察医は，イーサンが時折ぎゅっとまばたきをしたり，目をぐるぐる回したり，咳払いするような音を立てたりすることにも気がついた．イーサンは，両親に"悪いこと"が起こるのではないかと時々心配になると述べた．彼の心配は漠然としていたものの，その心配は強盗が家の中に押し入ってくることだけのようだった．

■診断
・暫定的チック症/暫定的チック障害　　　　　　　　　　（80頁/手引❷39頁）
・分離不安症/分離不安障害　　　　　（マニュアル❷189頁/手引❷111頁）

■考察
イーサンは学校での成績が低下しており，彼の家族はその原因が比較的最近起こるようになった一群の不安症状にあると考えているようである．彼は1人でいると不安になり，外泊に参加することに気が進まず，両親に悪いことが起こるのではないかという不安をいだいており，学校の保健室を頻繁に訪れている．彼はDSM-5における分離不安症の基準を満たしているようであり，その症状は，子どもや青年では1カ月だけ続いていればよい．

イーサンの母親はまた，彼が以前よりも落ち着きがなくなってきたことを指摘している．彼女は，彼の肩すくめ，顔しかめ，まばたきを，最近みられるようになった分離不安と結びつけている．両親も教師も，これらの動作がチックという持続時間の短い突発的な非律動性の運動であるとは認識していなかったようである．イーサンはさまざまなチックを呈しているようであ

り，その中には面接者によって観察されたいくつかの運動性チック（まばたき，肩の回転）といくつかの音声チック（鳴き声，うなり，咳払い，鼻鳴らし，舌打ち）が含まれている．チックは，千分の数秒間だけ持続する単純性か，持続時間がより長い，あるいは運動の連鎖または連続からなる複雑性のどちらかである．チックはチック症の経過の中で大きく変化しうるが，疾患のどの期間においても特定の症状の組み合わせで繰り返される傾向にある．

　チック症の特定（もしあれば）は，運動の型と持続時間によってなされる．トゥレット症では運動性チックと音声チックが両方存在しなければならないが，「持続性（慢性）運動または音声チック症」では，運動チックか音声チックのいずれかのみが存在する．イーサンは混合したチックを呈しているが，この時点ではそれらのチックが6カ月程度しか存在していないため，トゥレット症や持続性チック症で必要とされる，少なくとも1年以上という基準を満たしていない．したがって，イーサンは暫定的チック症と診断される．

　チックは子どもの15〜20％に起こり，0.6〜1％がトゥレット症に進展する．平均してチックは4〜6歳に出現し，10〜12歳のころまでに症状がピークに達し，一般的には青年期の間に症状が軽減していく．チックが成人期に初めて観察されたという場合，おそらく小児期にもチックが存在していたはずだが，気づかれなかったのだろう．チックは通常，不安，興奮，または極度の疲労によって悪化し，落ち着いて活動に集中しているときには減弱する．そう考えると，父親との釣り旅行はイーサンにとって夏季休暇での最良の選択肢かもしれない．

　イーサンの教室での不注意は不安で説明できそうである．注意欠如・多動症の不注意優勢型は除外できないが，彼には早期の不注意や多動の病歴はないので，チックと不安のために課題に手を付けることができなかった可能性のほうが高そうである．秋の学期で優秀な成績を収めていることから，学習症はほとんど除外できている．そのため，検査は指示されていない（通例，不安のようなあいまいな問題の治療後には常に検査を行うべきである）．不安とチック症群の両方に関連する疾患である強迫症（OCD）に関しては，その診断が検討される前に，イーサンの玄関での儀式行為が苦痛や障害を伴っていなければならないだろう．

●文献

Plessen KJ：Tic disorders and Tourette's syndrome. Eur Child Adolesc Psychiatry 22（suppl 1）：S55-S60, 2013

Walkup JT, Ferrão Y, Leckman JF, et al：Tic disorders：some key issues for DSM-V. Depress Anxiety 27：600-610, 2010

第4章

演習問題

『DSM-5 診断トレーニングブック—
診断基準を使いこなすための演習問題500』より

1 知的能力障害（知的発達症）のDSM-5診断のために必要と**されない**のは次のうちどれか？

　A 全検査IQが70未満
　B 臨床的評価によって確かめられる知的機能の欠陥
　C 個人の自立や社会的責任において発達的および社会文化的な水準を満たすことができなくなるという適応機能の欠陥
　D 症状は発達期の間に発症する．
　E 個別化，標準化された知能検査によって確かめられる知的機能の欠陥

〈解答は186頁〉

2 2年生の7歳の男の子が問題の理由を考え，解決し，経験から学習する能力において有意な遅延を示している．彼は学校での読字，書字，算数の技能の発達が遅れていた．彼はゆっくり進歩しているにもかかわらず，発達期を通してずっとこれらの技能は仲間達よりも遅れた．これらの欠陥は，年齢相応な仕方で仲間達と遊ぶ能力や，家庭において自立する技能を獲得し始める能力を重大に阻害している．彼は日常生活上の基本的な技能（身支度，食事，入浴，あらゆる種類の学業）について継続的な援助を必要とする．この症例に最も適切な診断は何か？

　A 小児期発症認知症
　B 限局性学習症
　C 知的能力障害（知的発達症）
　D コミュニケーション症
　E 自閉スペクトラム症

〈解答は186頁〉

3 2年生の7歳の男の子が問題の理由を考え，解決し，経験から学習する能力において有意な遅延を示している．彼は学校での読字，書字，算数の技能の発達が遅れていた．彼はゆっくり進歩しているにもかかわらず，発達期を通してずっとこれらの技能は仲間達よりも遅れた．これらの欠陥は，年齢相応な仕方で仲間達と遊ぶ能力や，家庭において自立する技能を獲得し始める能力を重大に阻害している．彼は日常生活上の基本的な技能（身支度，食事，入浴，あらゆる種類の学業）について継続的な援助を必要とする．この患者の現在の症候に対する適切な重症度の

評価は何か？
- A 軽度
- B 中等度
- C 重度
- D 最重度
- E IQ 得点なしでは特定することはできない．

〈解答は 186 頁〉

4 知的能力障害（知的発達症）に関する次の文章のうち**誤っている**のはどれか？
- A 知的能力障害をもつ人は，全般的知能の欠陥と，同じ言語的社会文化的集団に属する年齢，性別が同等の仲間達と比べて，日常の適応機能の障害をもつ．
- B 知的能力障害をもつ人にとって，下位検査の得点が非常に相矛盾するとしても，全検査 IQ 得点は全般的知能と適応機能の妥当性のある評価である．
- C 知的能力障害をもつ人は，行動，情動，対人関係の管理と学習過程における動機づけの維持に困難があるかもしれない．
- D 知的能力障害は，その母平均よりも 2 標準偏差またはそれ以下の IQ と一般的に関連し，これはおよそ 70（±5 点）またはそれ以下の IQ 得点である．
- E 知的能力障害の評価手順は，社会文化的背景，母国語，関連するコミュニケーション症/言語症，運動または感覚の障害といった成績を制限するかもしれない要因を考慮しなくてはならない．

〈解答は 187 頁〉

5 知的能力障害（知的発達症）の診断に関する次の文章のうち**誤っている**のはどれか？
- A IQ が 70 未満の人は，適応機能に意味のある欠陥がない場合でもその診断を受けるだろう．
- B IQ が 75 以上の人は，たとえ適応機能に障害があっても診断基準を満たさないだろう．
- C 法医学的評価では，適応機能の重大な欠陥があれば IQ が 75 以上

であっても診断してよいかもしれない.
- D 適応機能は，概念的，社会的，および実用的機能の3領域を考慮しなければならない.
- E 軽度，中等度，重度，最重度の特定用語はIQ得点に基づく.

〈解答は188頁〉

6 知的能力障害（知的発達症）の診断的特徴でないのは次のうちどれか？
- A 全検査IQが70未満
- B 複雑な日常生活上の課題（例：金銭管理，医療における意思決定）を支援なしでこなすことができない.
- C 社会的状況における純朴さや他者に容易に感化される傾向のようなだまされやすさ
- D 社会的および対人的機能のための年齢相応のコミュニケーション技能の欠如
- E 上記のすべてが知的能力障害の診断的特徴である. 〈解答は188頁〉

7 知的能力障害（知的発達症）の診断における適応機能に関する次の文章のうち正しいのはどれか？
- A 適応機能はその人のIQ得点に基づく.
- B 「適応機能の欠陥」は協調運動の問題を指している.
- C 知的能力障害の診断のための基準Bを満たすには，適応機能の少なくとも2つの領域が障害されなければならない.
- D 知的能力障害における適応機能は時間の経過とともに改善していく傾向がある．しかしながら，認知能力の閾値や関連する発達障害がそれを制限する場合がある.
- E 小児期に知的能力障害をもつと診断された人は，適応機能が改善することはあっても，典型的には成人期においても基準を満たし続ける.

〈解答は188頁〉

8 知的能力障害（知的発達症）の発展と危険要因に関する次の文章のうち正しいのはどれか？
- A レッシュ-ナイハン症候群やプラダー-ウィリー症候群といった既

知の遺伝子症候群が存在する場合，知的発達症の診断を下すべきではない．
- B 病因は周産期および出生後の要因に限定され，出生前の要因は除外される．
- C 「知的発達症，重度で後天的な形式」では，発達期の間に生じた疾病（例：髄膜炎）または頭部外傷の後に発症するかもしれない．
- D 重度の外傷性脳損傷でみられるように，知的能力障害が以前に獲得した認知技能の喪失によって引き起こされている場合，外傷性脳損傷の診断のみが下される．
- E 知的発達症の出生前，周産期，および出生後の病因は，症例のおよそ33%で証明できる．

〈解答は189頁〉

9 知的能力障害（知的発達症）の発展と経過に関する次の文章のうち**正しい**のはどれか？
- A 2歳までの間に運動，言語，および対人的里程標の遅れが確認できない．
- B 発達期の間に生じた疾病（例：脳炎）または頭部外傷によって引き起こされた知的能力障害は，知的能力障害（知的発達症）ではなく，神経認知障害と診断されるだろう．
- C 知的能力障害は常に非進行性である．
- D 認知症は知的発達症に併発するかもしれない．
- E 小児期および成人期を通じての早期介入および現在行われている介入が適応機能と知的機能の改善につながるにしても，知的能力障害の診断は引き続き適用されるだろう．

〈解答は189頁〉

10 知的能力障害（知的発達症）のDSM-5診断には，適応機能のさまざまな領域において必要とされる支援のレベルを示すために，軽度，中等度，重度，最重度といった重症度の特定用語がある．次の特徴のうち「重度」レベルの障害をもつ人に特有で**ない**ものはどれか？
- A その人は通常，書字や数，量，時間，および金銭に関する概念をほとんど理解することができない．
- B その人の会話は，語彙や文法に関してかなり限られる．

C その人は食事，身支度，入浴，および排泄を含むすべての日常生活上の活動に援助を必要とする．
D その人は成人期には競争して，概念的な技能に重点をおかない職業に雇用されることが可能かもしれない．
E その人は，自分自身あるいは他者の福利に関して責任ある決定を下すことができない．　　　　　　　　　　　　　　〈解答は190頁〉

11 失読症の病歴があるがその他の発達は定型的である10歳の男の子が，スケートボードの事故で重症の外傷性脳損傷を負った．この結果，有意で広範囲な知的障害（全検査IQ 75に加えて，新たに獲得し固定した他の欠陥よりも明確な持続的読字障害）をきたした．機能のいくつかの領域において支援を必要とするような，軽度の適応機能の障害が存在する．彼はまた，事故と入院に反応して不安および抑うつ症状を示している．**最も可能性の低い診断は何か？**
A 知的能力障害（知的発達症）
B 外傷性脳損傷
C 限局性学習症
D 外傷性脳損傷による認知症
E 適応障害　　　　　　　　　　　　　　　　　　　　　〈解答は190頁〉

12 全般的発達遅延の診断が**適切でない**のは次の状況のうちどれか？
A 患者が幼すぎる子どもであるため，特定の症状を十分示していない，あるいは必要な評価ができない．
B 患者は7歳の男の子で，全検査IQが65，かつ適応機能における重度の障害がある．
C 患者の心理測定検査の得点は知的能力障害（知的発達症）を示唆するが，適応機能の技能に関する十分な情報がない．
D 患者の適応機能の障害から知的発達障害が示唆されるが，標準化された道具によって測定された認知障害のレベルに関する十分な情報がない．
E 患者の認知機能と適応機能の障害は知的発達障害を示唆するが，その疾患の発症年齢に関する十分な情報がない．　　〈解答は191頁〉

13 全般的発達遅延に関する次の文章のうち**正しい**のはどれか？

   A 典型的には5歳未満の子どもに診断される．
   B たいていは病因を確定することができる．
   C 有病率は0.5〜2.0%と見積もられている．
   D 状態は進行性である．
   E 通常は他の神経発達障害群では生じない． 〈解答は191頁〉

14 鉛曝露とけいれん疾患の既往のある3歳半の女の子が，コミュニケーション，学習，注意および運動発達を含む，複数の機能領域にわたる相当な遅れを示している．そのために彼女は，同い年の仲間と交流する能力が制限され，家庭でのすべての日常生活活動に十分な支援を必要としている．残念なことに，彼女の母親からはきわめて不十分な病歴しか得られず，この子は現在までに正式な心理学的または学習面の評価を受けたことがない．彼女は幼稚園に通う準備のために評価されようとしている．最も適切な診断は何か？

   A 認知症
   B 発達性協調運動症
   C 自閉スペクトラム症
   D 全般的発達遅延
   E 限局性学習症 〈解答は191頁〉

15 5歳の男の子が，友人を作ることの困難，および会話のやりとりを開始し維持すること，社会的合図を読み取ること，他者と感情を共有することに問題を有している．彼は，視線をよく合わせ，会話の抑揚は正常で，顔の表情を見せ，状況に対し一般的に適切と思われるさまざまな感情をもっている．彼は，強度または対象において異常なほどの興味を電車に示し，想像上または象徴的な遊びをほとんどしない．自閉スペクトラム症に関する以下の診断要件のうち，この症例に**当てはまらない**のはどれか？

   A 相互の対人的-情動的関係の欠落
   B 対人的相互反応で非言語的コミュニケーション行動を用いることの欠陥

C 人間関係を発展させ，維持することの欠陥

D 行動，興味，または活動の限定された反復的な様式で，明記された4つの範疇のうち2つの症状により明らかになる．

E 症状は小児期早期に始まり，臨床的に意味のある障害を引き起こしている．

〈解答は192頁〉

16 自閉スペクトラム症の症状の発展と経過に関する以下の記述のうち**誤り**はどれか？

A 自閉スペクトラム症の症状は典型的には生後2年目（月齢12〜24カ月）の間に気づかれる．

B 自閉スペクトラム症の症状は通常5〜6歳以降まで目立たない．

C 最初の症状は言語発達の遅れについてであることが多く，しばしば社会的関心の欠如または普通でない対人的相互反応を伴っている．

D 自閉スペクトラム症は変性疾患ではなく，生涯を通して学習や代償をし続けることが一般的である．

E 多くの定型発達中の年少の子どもが反復的に強い興味をいだき，それを楽しむため，未就学児では自閉スペクトラム症の診断特徴である限定された反復的な行動を識別することは困難となることがある．

〈解答は192頁〉

17 DSM-Ⅳにおける自閉性障害の基準の症状のうち，DSM-5における自閉スペクトラム症の診断基準から除外されたものは以下のうちどれか？

A 常同的または限定された興味の様式

B 常同的で反復的な衒奇的運動

C 習慣への頑なこだわり

D 物体の一部に持続的に熱中すること

E 上のいずれでもない．

〈解答は193頁〉

18 7歳の女の子が，正常な言語技能（語彙と文法は損なわれていない）の発達歴を示しているが，考えや感情を共有するための社会的語用論的な方法で言語を使用することができない．彼女は，よく視線を合わせるこ

とがこれまでになく，社会的な合図を読みとることに困難をかかえている．したがって，友人を作ることに苦労してきたが，彼女が反復的に描く漫画の登場人物にいくらか夢中になっていることが，友人を作ることをさらに妨げている．彼女は，物の臭いを過度に感じる傾向がある．季節に関係なく，毎日同じシャツとショーツを着ることにこだわるために，服を着ることは難しい活動になっている．これらの症状は，小児期早期から始まり，彼女の機能に意味のある障害を引き起こしている．この子の症状に最も適切な診断は何か？

 A アスペルガー障害
 B 自閉スペクトラム症
 C 特定不能の広汎性発達障害
 D 社会的（語用論的）コミュニケーション症
 E レット症候群

〈解答は193頁〉

19 15歳の男の子が非言語的コミュニケーションの欠陥を長期間もっている．乳児期には，彼は他者が指さしで彼の注意を向けようとする先を追うことができなかった．幼児期には，出来事，感情，またはゲームを両親と共有することに関心がなかった．学童期から青年期にかけて，彼の会話は抑揚や言い回しが奇妙であり，身体言語はぎこちなかった．これらの症状は何を示しているのか？

 A 常同症
 B 限定された範囲の興味
 C 発達の退行
 D 統合失調症様前駆症状
 E 非言語的コミュニケーション行動の欠陥

〈解答は193頁〉

20 10歳の男の子に，手を叩くこと，および指を弾くことがみられており，彼は反復的に貨幣を弾き小さな物を一列に並べている．質問されると，返答する前にその質問の最後の数語を"反響"する傾向にあり，代名詞を間違え（彼自身を二人称で言う），固執的なやり方で語句を繰り返す傾向があり，衣類，食事，移動，遊びに関する習慣にかなり執着している．ガレージで父の道具を使って遊ぶことに何時間も費やしている．こ

れらの行動は何を表しているか？

　A　自閉スペクトラム症に特徴的な行動，興味，または活動の限定された反復的な様式
　B　強迫症の症状
　C　強迫性パーソナリティ障害の典型的な症状
　D　小児急性発症神経精神症候群（PANS）の症状
　E　複雑性チック

〈解答は 194 頁〉

21　25 歳の男性が，非言語的コミュニケーションの欠陥，適切な方法で会話のやりとりや興味の共有ができないこと，および他者と人間関係をもつことへの興味の欠如を長年にわたり示している．彼の話し方は言葉遣いと抑揚がぎこちなく，本質的に機械的である．彼は小児期を通じてさまざまなゲームや物へ次々と執着と強迫を示した病歴をもっているが，これは彼にとって現在は主な問題ではない．「この患者は自閉スペクトラム症の基準を満たす」；正誤を答えよ．

　A　正
　B　誤

〈解答は 194 頁〉

22　9 歳の女の子が，知能の障害，構造的言語の障害，非言語的コミュニケーションの欠陥，仲間に対する興味の欠如，社会的方法で言語を使用できないという病歴をもっている．彼女は食物と触覚に極度の過敏さをもっている．毎日何時間も遊ぶある特定のコンピュータゲームに取りつかれており，このゲームの登場人物を描き，まねている．彼女は不器用で，奇妙な歩き方をし，爪先歩きをする．昨年には，けいれん性疾患を呈し，繰り返し手首を壁にぶつけてあざを作るようになった．一方，いくつかの楽器を極度に早熟な方法で演奏する．DSM-5 自閉スペクトラム症の基準の症状を満たすこの子の臨床症状の特徴はどれか？

　A　運動異常
　B　けいれん
　C　構造的言語の障害
　D　知能の障害
　E　非言語的コミュニケーションの欠陥

〈解答は 194 頁〉

23 自閉スペクトラム症をもつ11歳の女の子は，言葉を話さず，他人からの呼びかけに対して最低限の応答をする．彼女は，いくぶん柔軟性を欠いているようであり，そのために，旅行，学業，および家庭で管理される能力に支障をきたしている．移り変わりがいくらか苦手であり，活動を組織化し計画を立てることも苦手である．これらの問題は通常，報酬や強化因子を用いることで管理されている．DSM-5の診断では，どの重症度水準を特定すべきか？

 A 社会的コミュニケーションに対してレベル3（非常に十分な支援を要する），限局された反復的な行動に対してレベル1（支援を要する）

 B 社会的コミュニケーションに対してレベル1（支援を要する），限局された反復的な行動に対してレベル3（非常に十分な支援を要する）

 C 社会的コミュニケーションに対してレベル1（支援を要する），限局された反復的な行動に対してレベル2（十分な支援を要する）

 D 社会的コミュニケーションに対してレベル2（十分な支援を要する），限局された反復的な行動に対してレベル1（支援を要する）

〈解答は195頁〉

24 自閉スペクトラム症の診断基準に含まれている特定用語で**ない**のは以下のうちどれか？

 A 知能の障害を伴う，または伴わない
 B 認知症を伴う，または伴わない
 C 言語の障害を伴う，または伴わない
 D 関連する既知の医学的または遺伝学的疾患，または環境要因
 E 関連する他の神経発達症，精神疾患，または行動障害

〈解答は195頁〉

25 自閉スペクトラム症と診断される子どもの症状の発展経過において特徴的で**ない**のは以下のうちどれか？

 A 行動的特徴は3歳前に明らかになる．
 B 完全な症状様式は2〜3歳まで出現しない．

C 社会的コミュニケーション行動における発達の停滞や退行が，しばしば両親から報告される．
D 複数の領域にわたる退行が2〜3歳以降に生じる．
E 最初の症状は，言語発達の遅れ，社会的関心の欠如または普通でない対人的行動，奇妙な遊び，および独特なコミュニケーション様式であることが多い．

〈解答は195頁〉

26 軽度の食事の好き嫌いがある5歳の女の子．彼女は夜に同じ本を読んでもらうことが好きだが，母親が違う本を選ぶか尋ねてもひどく動揺することはない．彼女はお気に入りの番組が放送中であると時折興奮してぐるぐる回転する．普段，箱の中におもちゃがきちんと並べられることを好むが，妹がそれらを床に放置するとごくわずかに動揺する．「これらの行動から自閉スペクトラム症が疑われると考えるべきである」；正誤を答えよ．

A 正
B 誤

〈解答は196頁〉

27 自閉スペクトラム症の典型的な症状の発展経過として代表的で**ない**のは以下のうちどれか？

A 変性過程の欠如
B 思春期における行動面の悪化
C 生涯を通して学習や代償をし続ける．
D 症状は小児期早期や学童期早期において顕著に存在し，社会的相互作用のような領域では，発達的進歩が小児期後期にみられる．
E 自立した生活や有給の雇用で示されるような，成人期における良好な社会心理的機能

〈解答は196頁〉

28 今まで発達症と診断されたことのない21歳の男性が，心理的な理由で大学を休学した後に評価のために訪れた．彼は，視線をほとんど合わせず，社会的な合図に気づかないように思われ，友達に興味をもたなくなり，毎日パソコンに向かってネットサーフィンやゲーム遊びに何時間も費やしている．また，臭いにとても敏感になったので，複数の芳香剤を

家中あらゆるところに置くようになった．彼は，小児期や高校時代から長年の交友を続けている，と話している（両親により確認された）．大学の男子社交クラブでたくさんの友人ができたと述べている．両親は，彼が小児期に家ではとても内気であり，いくらか頑なで儀式的であったが，社会的およびコミュニケーション技能は良好であった，と述べている．**最も考えにくい診断は何か？**

 A うつ病
 B 統合失調症様障害または統合失調症
 C 自閉スペクトラム症
 D 強迫症
 E 社交不安症 〈解答は 196 頁〉

29 以下の特徴のうち一般的に自閉スペクトラム症と**関連していない**のはどれか？

 A 不安，抑うつ，および成人として孤立
 B 緊張病
 C 不良な心理社会的機能
 D 習慣へのこだわり，および変化への嫌悪
 E 通常の学校環境への良好な適応 〈解答は 196 頁〉

30 次の疾患のうち，通常は自閉スペクトラム症と**併存しない**ものはどれか？

 A 注意欠如・多動症
 B レット症候群
 C 選択性緘黙
 D 知的能力障害（知的発達症）
 E 常同運動症 〈解答は 197 頁〉

31 注意欠如・多動症の DSM-5 診断のための**基準でない**のは次のうちどれか？

 A 不注意または多動性–衝動性の症状のうちいくつかは 12 歳になる前に始まる．

B 不注意または多動性-衝動性の症状のうちいくつかが2つ以上の状況（例：家庭，学校，職場；友人や親戚といるとき；その他の活動中）において明らかになる．
C 症状の持続期間は少なくとも12カ月である．
D これらの症状が，社会的，学業的，または職業的機能を損なわせている，またはその質を低下させているという明確な証拠がある．
E その症状は，他の精神疾患（例：気分障害，不安症，解離症，パーソナリティ障害，物質中毒または離脱）の表れであるという説明はできない．

〈解答は198頁〉

32 15歳の第10学年（高校1年）の女の子の両親は，自分の娘をとても頭脳明晰に思い，実際8年生までの成績はほとんどAであったので，高校でももっとうまくやれるはずだと信じている．彼女は書類を遅れて提出し，試験では不注意な間違いをする．両親が彼女に検査を受けさせたところ，WAIS-IVの結果は次のとおりである．言語性IQ 125，知覚推理指標122，全検査IQ 123，ワーキングメモリー指標55%，処理速度指標50%．実行機能の弱さが指摘された．精神科面接では，彼女はこれまで長い間，細部にわたって十分注意することができない，授業中または宿題をやるときに注意を持続することが困難である，用事や課題をやり遂げることができない，時間を管理する，計画を立てる，順序立てることに重大な困難があると訴える．彼女は忘れっぽく，しばしば物を失くし，すぐに気が散ってしまう．彼女には落ち着きのなさや衝動性の既往はなく，仲間達からよく好かれていた．最も可能性の高い診断は何か？

A 適応障害，不安を伴う
B 限局性学習症
C 注意欠如・多動症，不注意優勢に存在
D 発達性協調運動症
E うつ病

〈解答は198頁〉

33 7歳の男の子が2年生のクラスで行動上の，および対人的な困難をきたしている．彼はクラスに出席することはできているようで，学業の点か

らは"よく"やっているが（みたところ彼の能力のほどにはできていないが），いつも中断し，もじもじ動き，しゃべりすぎ，自分の席から離れる．彼には友達がいるが，物事を一緒に行う，順番に行うことが苦手で，実際にいつも友達と議論になることから，時々仲間を困らせる．彼は遊びの約束を求めるが，彼が休みなしに運動することを望むために，彼の友達は彼にうんざりしている．自宅では，食事中に席に着いていることはめったになく，静かに遊ぶことができない．彼は自分の振る舞いの結果を指摘されるときには反省を示すにもかかわらず，それに対して立腹することがあり，自分自身を抑制することが不可能のようである．最も適当な診断はどれか？

A 双極性障害
B 自閉スペクトラム症
C 全般不安症
D 注意欠如・多動症，多動・衝動優勢に存在
E 限局性学習症

〈解答 198 頁〉

34 37 歳のウォール街の投機家が，彼の 8 歳の息子が不注意と多動の混合を伴う注意欠如・多動症と診断された後，受診を予定している．現在，彼には息子のようなエンジンで動かされているような落ち着きのなさは認めないが，少年時代はそうであり，同時に非常に不注意で衝動的，しゃべりすぎて他人を妨害し，自分の順番を待つことが困難であったことを覚えている．彼は一貫して勉強することがなく，規則に従うことに困難があったので，高校と大学では成績不良の学生であった．それでもどの科目も落第点をとったことがなく，心理士または精神科医の評価を受けたことはなかった．彼は 1 週間におよそ 60～80 時間働き，睡眠はしばしば不十分である．衝動的な仕事上の意思決定をしがちで，いらいらして短気なことがあり，仕事仲間と妻との間で 1 対 1 のやりとりをする際や仕事の会議の間に，注意を集中することができないことがよくあり，会議にはしばしば遅刻する点を認める．忘れっぽくて，まとまりがない．時に参ってしまってやる気がなくなったと感じることがあるが，それでも彼はどちらかといえばかなり上手に振る舞って，非常に成功している．最も可能性の高い診断は何か？

A うつ病
B 全般不安症
C 限局性学習症
D 注意欠如・多動症，部分寛解
E 反抗挑発症 〈解答は199頁〉

35 多動的で衝動的，不注意な5歳の男の子が，両眼隔離，高口蓋，耳介低位を伴っている．彼はぎこちなく不器用で，時間の感覚がなく，彼のおもちゃや衣服が常に家中に撒き散らかされている．最近，彼には瞬目を含む運動性チックと考えられる症状が出現した．彼は両親や幼稚園の先生の指示すべてに故意に反抗しているように見え，それは単に不注意によるとは思えないのだが，同世代の子どもと彼は楽しく遊んでおり，仲間達にも好かれている．彼は読み方の習得の開始が遅れている．**最も可能性の低い診断は何か？**
A 自閉スペクトラム症
B 発達性協調運動障害
C 反抗挑発症
D 限局性学習症
E 注意欠如・多動症 〈解答は199頁〉

36 子どもにおける注意欠如・多動症の有病率は？
A 8%
B 10%
C 2%
D 0.5%
E 5% 〈解答は200頁〉

37 成人における注意欠如・多動症の有病率は？
A 8%
B 10%
C 2.5%
D 0.5%

E 5% 〈解答は200頁〉

38 小児期における注意欠如・多動症の性比は？
A 男女比は2:1である．
B 男女比は1:1である．
C 男女比は3:2である．
D 男女比は5:1である．
E 男女比は1:2である． 〈解答は200頁〉

39 注意欠如・多動症をもつ人における生物学的所見は次のうちどれか？
A 脳波検査での徐波の減少
B MRI検査での全脳体積の減少
C 前頭葉に比べて後頭葉皮質の成熟の早まり
D 視床体積の減少
E BとCいずれも 〈解答は200頁〉

40 注意欠如・多動症と関連が**ない**のは次のうちどれか？
A 学校での成績の低下
B 職業遂行能力と出勤状況の不良さ
C 失職の可能性の高さ
D 対人的葛藤の高さ
E 物質使用障害の危険性の低下 〈解答は201頁〉

41 注意欠如・多動症と関連が**ない**のは次のうちどれか？
A 社会的拒絶
B 小児期に素行症を，成人期に反社会性パーソナリティ障害を発症する危険性の上昇
C アルツハイマー病の危険性の上昇
D 交通事故や違反の頻度の増加
E 偶発的な怪我の危険性の上昇 〈解答は201頁〉

42 15歳の男の子が，成績の有意な低下と関連する，学校における集中力

の問題を起こした．面接の際，彼は自分の心は重症の自己免疫疾患をもつ母親についての心配でいっぱいです，と説明する．成績が低迷するにつれ，彼はますます落ち込んで悲しくなり，気力の水準が低下して，学校で注意を払う能力がよりいっそうおかされていることに気づく．同時に，彼は落ち着かず眠ることができないと感じて苦痛を述べる．最も可能性の高い診断は何か？

 A 双極性障害
 B 限局性学習症
 C 注意欠如・多動症
 D 適応障害，不安と抑うつ気分の混合を伴う
 E 分離不安症 〈解答は201頁〉

43 5歳の男の子が一貫して気分が変わりやすく，易怒的で，欲求不満への耐性が低い．加えて，彼は広汎な状況で慢性的に落ち着きがなく，衝動的かつ不注意である．彼の臨床像に最も適切な診断は何か？

 A 注意欠如・多動症
 B 注意欠如・多動症および重篤気分調節症
 C 双極性障害
 D 反抗挑発症
 E うつ病 〈解答は202頁〉

44 注意欠如・多動症の併存症に関する次の文章のうち**正しい**のはどれか？

 A 反抗挑発症は，不注意と多動性−衝動性が混合して存在する注意欠如・多動症の子どもの約半数，不注意が優勢に存在する注意欠如・多動症の子どもの約1/4に併発する．
 B 重篤気分調節症をもつ子どものほとんどが注意欠如・多動症の基準を満たさない．
 C 注意欠如・多動症をもつ成人の15％はなんらかの不安症をもつ．
 D 注意欠如・多動症をもつ成人の約5％に間欠爆発症が生じる．
 E 限局性学習症が注意欠如・多動症を併発することはめったにない． 〈解答は202頁〉

45 限局性学習症は発達期に発症し,学習的技能を学習することの持続的な困難さによって特徴づけられる.この障害に関する次の文章のうち**正しい**のはどれか?

A 知的能力障害(知的発達症)として現れる,より全般的な学習障害の一部である.
B 通常,感覚器,身体,または神経系の障害が原因となる.
C 情報処理の多領域にわたる広汎かつ広範囲の欠陥を伴う.
D 経済的不利益や教育の不足といった外的要因によって引き起こされることがある.
E 読字障害,算数障害,書字表出障害,および特定不能の学習障害のDSM-IV診断に代わるものである. 〈解答は203頁〉

46 DSM-IVとは対照的に,DSM-5では,すべての学習症が限局性学習症の診断の下に分類されており,評価時点で「障害されているすべての学業的領域および下位技能を特定する」ことも要求されている.限局性学習症に関する次の文章のうち**誤っている**のはどれか?

A 長年にわたる正規の学校教育期間中,読字,書字,算数,または数学的推論の習得に持続的な困難さがある.
B これらの学業的領域の1つ以上において,現在の技能が,その人の年齢,性別,文化的集団,および教育水準の平均域より十分に低い.
C 通常,学業成績と知能指数の間に2標準偏差(SD)以上の乖離がある.
D 学習困難は,これらの学業的技能を要する学業成績,職業遂行能力,または日常生活活動に意味のある障害を引き起こしている.
E 学習困難が,より後になって出現することはない. 〈解答は203頁〉

47 限局性学習症の診断に関する次の文章のうち**誤っている**のはどれか?

A 限局性学習症は神経認知障害に関連する学習の問題とは異なったものである.
B 知的能力障害(知的発達障害)が存在する場合,学習困難はそれから予期されるものよりも過剰である.

C 各能力のプロフィールに凸凹があることは，限局性学習症において典型的である．

D 注意欠如・多動症または発達性協調運動症で閾値以下である注意の困難と運動の不器用さは，しばしば限局性学習症に関連している．

E 限局性学習症には4つの正式な下位分類がある． 〈解答は204頁〉

48 限局性学習症の有病率に関する次の文章のうち誤っているのはどれか？

A 有病率は言語および文化を超えて学齢期の子どもにおいて5〜15%である．

B 成人における有病率は約4%である．

C 限局性学習症は男性と女性に等しくみられる．

D 有病率はサンプルの年齢の範囲，選択基準，限局性学習症の重症度，調査された学習領域によって異なる．

E 性別比は確認時の先入観，定義や評価法のばらつき，言語，人種，または社会経済的状況のような要因によるものとは考えられない．

〈解答は204頁〉

49 限局性学習症の併存症に関する次の文章のうち正しいのはどれか？

A 注意欠如・多動症が，偶然によって起こるであろうよりも高頻度に限局性学習症を併存することはない．

B 語音症および特定の言語の障害は，一般に限局性学習症と併存しない．

C 同定されている併存群には，重度の読字障害；細かな運動の問題および書字の問題；算数，読字，および全体的な運動計画の問題が含まれている．

D 限局性学習症および特定の言語の障害の併存は，言語の問題のある子どもの20%までにみられる．

E 併存疾患は一般に限局性学習症の経過や治療に影響しない．

〈解答は204頁〉

50 発達性協調運動症に関する次の文章のうち正しいのはどれか？
  A 発達性協調運動症をもつ子どもの中には，抑えられていない手足での舞踏病様運動または鏡像運動のような付加的な（通常は抑圧されている）動作を見せるものがいる．
  B 5～11歳の子どもにおける発達性協調運動症の有病率は1～3%である．
  C 成人期早期では，運転する，道具を使うなどの複雑で機械的な運動技能を用いるような課題を新たに学習する際に改善を認める．
  D 発達性協調運動症は，妊娠中のアルコール曝露，低出生体重，または早産と関連していない．
  E 基礎となる神経発達過程の障害が，主として視覚運動技能に影響するかはわかっていない．
〈解答は205頁〉

51 発達性協調運動症に関する次の文章のうち正しいのはどれか？
  A 通常，その疾患が7歳以前に診断されることはない．
  B 通常，症状は1年の追跡調査で有意に改善している．
  C ほとんどの症例において，症状はもはや青年期までに明らかでなくなる．
  D 発達性協調運動症と出生前のアルコール曝露，早産，または低出生体重には明確な関連はない．
  E 小脳機能不全が発達性協調運動症に関与していると想定されている．
〈解答は206頁〉

52 次のうち常同運動症のDSM-5診断基準でないのはどれか？
  A 反復し，駆り立てられるように見え，かつ外見上無目的な運動行動が存在する．
  B その行動の発症は発達期早期である．
  C その行動は医学的治療を要する自傷による身体損傷を起こす．
  D その行動は，物質や神経疾患の生理学的作用によるものではなく，他の神経発達症や精神疾患ではうまく説明されない．
  E その行動によって，社会的，学業的，または他の活動が障害される．
〈解答は206頁〉

53 常同運動症の症状の発展と経過に関する次の文章のうち誤っているのはどれか？

　A 常同運動の存在は，特に1〜3歳児では，まだ発見されていない神経発達の問題を示しているかもしれない．

　B 定型的に発達した子どもでは，この運動に注意を向けたり，この運動を行うことから気をそらしたりすると，反復運動をやめることがある．

　C ある子どもでは，保護的な手段が用いられなければ，常同運動が自傷に至るであろう．

　D 単純な常同運動（例：揺すること）は定型発達の幼児にもよくみられるのに対し，複雑な常同運動ははるかに少ない（約3〜4％）．

　E 常同運動は典型的には生後1年以内に始まる． 〈解答は206頁〉

54 トゥレット症のDSM-5診断基準は次のうちどれか？

　A チックは1年以上持続しており，この期間中，3カ月以上連続してチックが認められない期間はなかった．

　B 発症は5歳以前である．

　C チックの頻度は増減することがあるが，最初にチックが始まってから1年以上は持続している．

　D 運動チックは音声チックに先行して起こる必要がある．

　E チックは少なくとも4週間は1日中頻回に起こるかもしれないが，12カ月以上連続することはないであろう． 〈解答は206頁〉

55 過度なまばたきと間欠的に甲高い声で話すことが6カ月間続いている8歳の男の子の母親が，3回目の受診時に，彼が今学期に学校に行き始めてから，うなり声の発現に気づくようになったと言っている．最も可能性の高い診断は何か？

　A トゥレット症

　B 暫定的チック症

　C 一時的チック症

　D 持続性（慢性）音声チック症

　E 一過性チック障害，反復性 〈解答は207頁〉

56 5歳の女の子が，慢性運動性または音声チック障害のDSM-IV診断であなたの診察に紹介されてきた．DSM-5では，彼女は持続性（慢性）運動または音声チック症の基準を満たすであろう．彼女の新しいDSM-5の診断に関する次の文章のうち**誤っている**のはどれか？

 A 彼女は1種類または多彩な運動チックまたは音声チックをもっているが，両者がともにみられることはない．

 B 診断基準を満たすためには，彼女のチックは，最初にチックが始まってから1年以上持続しており，3カ月連続してチックが認められない期間がないことが必要である．

 C 彼女のチックの頻度は増減することがあるが，最初にチックが始まってから1年以上は持続している．

 D 彼女はトゥレット症の基準を満たしたことがない．

 E その女の子が運動または音声チックをもっているかどうかを示すために，持続性（慢性）運動または音声チック症の診断に特定用語を付加してもよい． 〈解答は207頁〉

57 不安症状と注意欠如・多動症の病歴があり，リスデキサンフェタミンメシル酸塩（Vyvanse）を処方されている20歳の高機能な女子大学生が，授業の課題の1つとして彼女の薬の副作用を調べていると精神科医に話した．加えて，彼女は学業でここ1週間ストレスを感じており，なぜ1日に何度も断続的に頭を上下に動かすのかと友人から尋ねられていると述べた．最も可能性の高い診断は何か？

 A 暫定的チック症
 B 特定不能のチック症
 C 特定不能の不安症
 D 強迫性パーソナリティ障害
 E 特定不能の精神刺激薬誘発性障害 〈解答は207頁〉

58 言語症のDSM-5診断基準で**ない**のは次のうちどれか？

 A 複数の様式の言語の習得および使用における持続的な困難さで，言語理解または言語産出の欠陥によるもの．

 B 言語能力は年齢において期待されるものより本質的かつ量的に

低い．

C 症状の始まりは発達期早期である．

D その困難さは，聴力またはその他の感覚障害，運動機能障害，または他の身体的または神経学的疾患によるものではない．

E 受容-表出混合性言語障害または広汎性発達障害の基準を満たさない．

〈解答は 208 頁〉

59 語音症に関する次の文章のうち正しいのはどれか？

A 語音の産出は2歳までに存在していなければならない．

B 「発達的に期待される語音を用いることのできないこと」は，ある子どもと同じ年齢および方言の仲間との比較により評価される．

C 診断基準を満たすために，語音の産出の困難さが機能障害を引き起こす必要はない．

D 症状の始まりは発達期早期である．

E AとCの両方が正しい． 〈解答は 208 頁〉

60 ある母親が，年少時から構音に苦労してきた4歳の息子を心配して，評価のためにあなたのところに連れてきた．彼は，これまでに頭部外傷を負ったことはなく，その他の点では健康であり，標準のIQを有している．彼の幼稚園の先生は，彼が言っていることをいつも理解できるわけではなく，コミュニケーションの困難さのため，他の子ども達が彼を"赤ちゃん"と呼んでいじめていると報告している．彼は他者と対人関係を築くこと，または非言語的な社会的合図を理解することには問題がない．最も可能性の高い診断はどれか？

A 選択性緘黙

B 全般的発達遅延

C 語音症

D 回避性パーソナリティ障害

E 特定不能の不安症 〈解答は 208 頁〉

61 ある6歳の少年が学校で落第しそうになり，文法，構文，および語彙でとても苦労している．また彼は話をする際に，すべての単語の間に「そ

して」を挿入する．先生は，彼が課題についていくためには他の児童よりも言葉による再指導が多く必要であると報告している．彼は，通常，物静かで他に問題を起こすことはない．次の診断のうち鑑別診断になりそうなものはどれか？

   A 言語症
   B 表出性言語障害
   C 小児期発症流暢症
   D 注意欠如・多動症
   E AおよびD

〈解答は209頁〉

62 DSM-Ⅳにおける吃音の診断基準にある「会話の正常な流暢性と時間的構成における困難」の様式のうち，DSM-5の小児期発症流暢症（吃音）の診断基準から除かれたものは次のうちどれか．

   A 音声の延長
   B 遠回しの言い方
   C 間投詞
   D 過剰な身体的緊張とともに発せられる言葉
   E 音声と音節の繰り返し

〈解答は210頁〉

63 普通教育を受けている14歳の男の子が，クラスのある女の子が彼のことを好いていると言っている．母親はこれを聞いて驚いている．なぜなら，彼は幼いころより，他者の発言から推論したり微妙な差異を理解したりすることにしばしば苦労してきたからだ．教師もまた，彼が時々非言語的な合図を見逃すことに気づいていた．おそらく大人は彼の過度に堅苦しい話し方に嫌気がさすことが少ないので，彼は大人とのほうがうまく付き合えるようである．彼が冗談を言うとき，同世代の仲間はそのユーモアが適切であるとは必ずしも思わない．彼は最も親しい友達と過ごす時間を楽しんではいるが，しゃべりすぎることがあり，交互に会話することに苦労する．最も可能性の高い診断は何か？

   A 社会的（語用論的）コミュニケーション症
   B アスペルガー障害
   C 自閉スペクトラム症

D 社交不安症
E 言語症 〈解答は210頁〉

64 かつてトゥレット症と診断された15歳の男子が来院した．母親が言うには，中学生のころ，彼は音声チックと運動チックのためにからかわれていた．9年生（中学3年）になってからは，彼のチックの頻度は減少した．現在は，軽度の運動チックだけが残っている．適切な診断は何か？

A トゥレット症
B 持続性（慢性）運動チック症
C 暫定的チック症
D 特定不能のチック症
E 持続性（慢性）音声チック症 〈解答は211頁〉

65 チックが初めて出現するのは典型的にはどの発達段階か？

A 幼少期
B 思春期前
C 潜在期
D 青年期
E 成人期 〈解答は211頁〉

66 言葉の遅れのある7歳の男の子が，長年にわたり反復的に手をひらひらさせ，腕をばたばたと動かし，指をくねくねさせている．母親は彼が幼児のときに初めてこれらの症状に気づいたと述べ，これらがチックかどうか知りたいと思っている．「お気に入りのテレビ番組を観ているときのように，活動に夢中になっているときに彼はよりばたばたと動く傾向があるが，呼ばれるかまたは気をそらされると多分やめるでしょう」と母親は言う．母親の報告に基づくと，次の診断リストの中で最も可能性の高いのはどの状態か？

A 暫定的チック症
B 持続性（慢性）運動または音声チック症
C 舞踏病

D ジストニア
E 運動常同症 〈解答は 211 頁〉

67 併発する疾患の評価は，ある個人に関するチック症の機能的結果の全体を理解するために重要である．次の疾患のうちチック症群に関連しているのはどれか？
　A 注意欠如・多動症
　B 強迫症および関連症群
　C 他の運動症群
　D 抑うつ障害群
　E 上記のすべて 〈解答は 212 頁〉

68 ほとんどの子どもは何歳までに，言語的および非言語的コミュニケーションの社会的ルールを理解し従い，会話や話術のルールに従い，および聞き手や状況の要求に合わせて言葉を変えるための適切な会話と言語能力を獲得すべきか？
　A 2〜3 歳
　B 3〜4 歳
　C 4〜5 歳
　D 5〜6 歳
　E 6〜7 歳 〈解答は 212 頁〉

69 次のどの精神疾患の家族歴をもつことが，個人における社会的（語用論的）コミュニケーション症の危険性を増大させるか？
　A 社交不安症
　B 自閉スペクトラム症
　C 注意欠如・多動症
　D 限局性学習症
　E B か D のどちらか 〈解答は 213 頁〉

70 かつて軽度の言葉の遅れがあった 6 歳の男の子が，母親に連れられ受診した．彼が非言語的な合図を正しく理解できず，同世代の仲間に対して

過度に堅苦しい言葉で話すために，学校でいじめにあっていることを母親は心配している．母親は，自分の息子は早期介入治療を受けているが，現在書き言葉と話し言葉は学年の水準にあるという．彼に反復的な運動，感覚の問題，儀式的行動の既往はない．彼は変化がないほうを好むが，新しい状況にもまずまず順応する．加えて，彼は電車と自動車に長年興味をもっており，交通の歴史に関する本から記憶したすべての車種を暗唱することができる．次の障害のうち，鑑別診断において最初に考慮すべきものはどれか？

　A 社会的（語用論的）コミュニケーション症
　B 自閉スペクトラム症
　C 全般的発達遅延
　D 言語症
　E AおよびB 〈解答は213頁〉

71 言語症と，正常発達の変異との鑑別が困難であるのは何歳未満か？
　A 2歳
　B 3歳
　C 4歳
　D 5歳
　E 6歳 〈解答は214頁〉

72 言語症と強く関連しているのは次の精神医学診断のうちどれか？
　A 注意欠如・多動症
　B 発達性協調運動症
　C 自閉スペクトラム症
　D 社会的（語用論的）コミュニケーション症
　E 上記のすべて 〈解答は214頁〉

73 語音症に適用される会話の発達に関する次の文章のうち**誤っている**のはどれか？
　A 語音症のほとんどの子どもは治療に良好に反応する．
　B 語音は3歳までにはほとんど理解可能なものとならなければなら

ない.
C 10歳以前に年齢や地域社会の水準に従ってほとんどの語音は明瞭かつ正確に発音されなければならない.
D 舌足らずな発音は語音症と関連している場合としていない場合がある.
E 子どもが話すことを学んでいるときに単語を短縮するのは異常である.
〈解答は214頁〉

74 語音症の鑑別診断において除外すべき重要な状態とは**考えられないもの**は次のうちどれか？
A 会話における正常変異
B 聴覚または他の感覚器障害
C 構音障害
D 抑うつ
E 選択性緘黙
〈解答は214頁〉

75 小児期発症流暢症（吃音）の発症に関する次の文章のうち**正しいのはどれか？**
A 吃音は罹患者の80～90％が6歳までに発症する.
B 吃音は常に突発的に発症し，皆に気づかれる.
C ストレスや不安は非流暢性を悪化させない.
D この疾患は運動を伴わない.
E 上記のいずれでもない.
〈解答は215頁〉

ANSWER GUIDE

1 正解 **A. 全検査IQが70未満**

解説：知的能力障害（知的発達症）の基本的な特徴は，知的障害と適応機能の欠陥の両方に関連する．精神遅滞のかつての診断に「およそ70またはそれ以下のIQ得点」と明記したDSM-Ⅳと比較して，DSM-5では知的能力障害と改称した診断においてIQ得点に対する特定の要件はない．

「知的能力障害（知的発達症/知的発達障害）」
診断基準（5頁／手引●17頁），診断的特徴（8頁）

2 正解 **C. 知的能力障害（知的発達症）**

解説：知的能力障害は全般的知能の欠陥によって特徴づけられ，知的能力と適応機能の障害をもたらす．限局性学習症とコミュニケーション症群において，全般的な知的障害はない．自閉スペクトラム症は，「複数の状況で社会的コミュニケーションおよび対人的相互反応における持続的な欠陥」（基準A）または「行動，興味，または活動の限定された反復的な様式」（基準B）を示す病歴を含まなければならない．知的能力障害は神経発達症に分類され，認知機能の低下により特徴づけられる神経認知障害群とは区別される．認知症は知的能力障害に併発するかもしれないが（例：アルツハイマー病を発症するダウン症候群の人，あるいは頭部外傷後にさらに認知機能が低下する知的能力障害の人），この症例においては神経認知障害の証拠はない．そのような症例では，知的能力障害と神経認知障害の両方の診断が与えられるかもしれない．　「知的能力障害（知的発達症/知的発達障害）」鑑別診断（13頁）

3 正解 **B. 中等度**

解説：重症度に関して，「中等度」という特定用語は，この患者の（仲間達より慢性的に遅れている）技能と，日常生活のほとんどの活動について支援を必要とすることを示している．しかしながら，彼が（DSM-5によれば，

おおよそ小学校レベルまで達するであろう）これら技能をゆっくり進歩させているという事実もまた考慮する必要がある．

　IQ検査は知的能力障害を診断する際に有益な情報を提供するかもしれないが（以前のDSMの分類では，軽度，中等度，重度，および最重度の下位分類はIQ得点に基づいていた），DSM-5は「**必要とされる支援のレベルを決めるのは適応機能であるため，重症度のレベルはそれぞれIQの値ではなく適応機能に基づいて定義される**」（8頁）と明記している．適応機能の欠陥は，同じ年齢および社会文化的な背景をもつ人と比較して，個人的自立および社会的責任における集団の標準をどれだけ満たしているかを示している．適応機能は臨床評価，および個別化され，文化的に適切で，精神測定学的に信頼できる評価尺度の両方を用いて評価される．

　適応機能は3つの領域，すなわち概念的領域，社会的領域，および実用的領域における適応的な論理的思考を含む．**概念的（学問的）領域**は，記憶，言語，読字，書字，数学的思考，実用的な知識の習得，問題解決，および新規場面における判断においての能力についての領域である．**社会的領域**は，他者の思考，感情，および体験を認識すること；共感；対人的コミュニケーション技能；友情関係を築く能力；および社会的な判断についてである．**実用的領域**は，セルフケア，仕事の責任，金銭管理，娯楽，行動の自己管理，および学校と仕事の課題の調整といった実生活での学習および自己管理についてである．知的能力，教育，動機づけ，社会化，パーソナリティの特徴，職業の機会，文化的な経験，および併発する一般の医学的疾患や精神疾患は，適応機能に影響する．　「知的能力障害（知的発達症/知的発達障害）」診断的特徴（8頁）

4 正解　**B.** 知的能力障害をもつ人にとって，下位検査の得点が非常に相矛盾するとしても，全検査IQ得点は全般的知能と適応機能の妥当性のある評価である．

解説：1つのIQ得点は概念的な機能の概算値であるが，実生活の状況における実用的課題の習得度および論理的思考を評価するためにはそれだけでは不十分である．非常に相矛盾する個々の下位検査の得点が全体のIQ得点を妥当性のないものにするかもしれない．したがって，下位検査の得点における弱点のプロフィールは通常，全検査IQよりもその人の全般的知能をより

正確に反映したものである．

「知的能力障害（知的発達症/知的発達障害)」診断的特徴（8頁）

5 正解 **E.** 軽度，中等度，重度，最重度の特定用語は，IQ 得点に基づく．

解説：重症度の特定用語は，知的能力障害（知的発達症）の診断基準に含まれる．必要とされる支援のレベルを決めるのは適応機能であるため，重症度レベルは IQ 得点ではなく適応機能に基づいて定義される．さらに，IQ 尺度はその IQ 範囲の下限において妥当性が乏しい．これは精神遅滞の重症度が IQ 得点に基づいていた DSM-Ⅳ からの変更点を示している．

「知的能力障害（知的発達症/知的発達障害)」特定用語（8頁）

6 正解 **A.** 全検査 IQ が 70 未満

解説：DSM-5 診断は適応機能の障害も要求するため，全検査 IQ が 70 未満であることは求めない．概して知的能力障害をもつ人は社会的判断に困難がある場合がある．コミュニケーション技能の欠如が，秩序破壊的で攻撃的な行動を起こす要因となるかもしれない．コミュニケーション，会話，および言語は年齢相応に期待されるよりも具象的か未熟である．さらに，だまされやすさは知的発達症の1つの重要な特徴である．これは法廷において特に重要で，判決に影響するかもしれない．

「知的能力障害（知的発達症/知的発達障害)」診断的特徴（8頁）

7 正解 **D.** 知的能力障害における適応機能は時間の経過とともに改善していく傾向がある．しかしながら，認知能力の閾値や関連する発達障害がそれを制限する場合がある．

解説：必要とされる支援のレベルを決めるのは適応機能であるため，DSM-5 の知的能力障害（知的発達症）の診断では，DSM-Ⅳ の精神遅滞の診断とは異なり，重症度の多様なレベルは IQ 得点のみによるというよりむしろ適応機能に基づいて定義される．さらに，IQ 尺度はその IQ 範囲の下限において妥当性が乏しい．重症度レベルは評価時点での機能についてのみ言及するこ

とを意図されたもので，もしその人が支援を受け，代償的な方法を発展させることができるならば，重症度レベルは時間の経過とともに正の方向へ変化しうる．適応機能は，その人が成人期にもはやその診断を満たさなくなる程度にまで改善しうる．

「知的能力障害（知的発達症/知的発達障害）」特定用語（8頁），
診断的特徴（8頁），症状の発展と経過（11頁）

8 正解 C.「知的発達症，重度で後天的な形式」では，発達期の間に生じた疾病（例：髄膜炎）または頭部外傷の後に発症するかもしれない．

解説：知的発達症の基準を満たすのであれば，既知の遺伝子症候群が存在してもよい．出生前，周産期，および出生後の病因は，症例のおよそ70％で証明できる．その診断が外傷性脳損傷の結果生じていれば，両方の診断が与えられる．

「知的能力障害（知的発達症/知的発達障害）」
症状の発展と経過（11頁），危険要因と予後要因（12頁）

9 正解 D. 認知症は知的発達症に併発するかもしれない．

解説：知的能力障害は神経発達症に分類され，認知機能低下によって特徴づけられる神経認知障害群とは区別される．認知症は知的能力障害に併発するかもしれない（例：アルツハイマー病を発症するダウン症候群の人，あるいは頭部外傷後にさらに認知機能が低下する知的能力障害の人）．そのような症例では，知的能力障害と神経認知障害の両方の診断が与えられるかもしれない．

　より重度の知的能力障害をもつ人達の中には，2歳までの間に運動，言語，および対人的里程標の遅れが確認できるかもしれない．頭部外傷後の認知的欠陥は，知的能力障害の後天的な形式の代表的なものである．一般的に知的能力障害は進行性ではないが，特定の遺伝子疾患（例：レット症候群）では悪化する期間があって，後に固定化し，また他の疾患（例：サンフィリッポ症候群）では知的機能が進行性に悪化する．乳幼児期の後，重症度が時間とともに変化することもあるが，一般的に障害は生涯にわたる．早期介

入および現在行われている介入が適応機能を改善し，知的機能に意味のある改善が生じた場合は，もはや知的能力障害の診断が適切でなくなることもありうる．

「知的能力障害（知的発達症/知的発達障害）」症状の発展と経過（11頁），鑑別診断（13頁），併存症（14頁）

10 正解 **D．その人は成人期には競争して，概念的な技能に重点をおかない職業に雇用されることが可能かもしれない．**

解説：競争して雇用されることは「軽度」レベルの障害をもつ人には達成可能かもしれないが，「重度」レベルの障害をもつ人に特徴的とはいえないだろう．知的能力障害（知的発達症）とは，発達期の間に発症し，概念的，社会的，および実用的領域において，知的機能と適応機能両面の欠陥を含む障害である〔表1（6~8頁）〕．**概念的（学問的）領域**には，特に，記憶，言語，読字，書字，数学的思考，実用的な知識の習得，問題解決および新規場面における判断における能力が含まれる．**社会的領域**には，特に，他者の思考，感情および体験を認識すること；共感；対人的コミュニケーション技能；友情関係を築く能力；および社会的な判断がある．**実用的領域**は，特にセルフケア，仕事の責任，金銭管理，娯楽，行動の自己管理，および学校と仕事の課題調整といった実生活での学習および自己管理についてである．

「知的能力障害（知的発達症/知的発達障害）」診断基準（5頁／手引❑17頁），表1〔知的能力障害（知的発達症/知的発達障害）〕（6~8頁），診断的特徴（8頁）

11 正解 **D．外傷性脳損傷による認知症**

解説：DSM-5の知的発達症の診断に除外基準はなく，その基準を満たす場合は，限局性学習症とコミュニケーション症が併存しうることを意味する．彼の全検査IQは75であるが，知能に関する統計モデルは，実際のIQに±5点の幅を認めている．彼の適応機能は知的発達症の診断に鍵となる要因であるが，機能領域のほとんどにおいていくらかの支援を必要とするため，重症度レベルは軽度である．彼の認知プロフィールの他の能力と比較して，読字能力は不均衡に障害され，かつこれらの障害は発達期の間に発症してい

るため，引き続き限局性学習症（失読症）の診断を受けるだろう．この事故への反応としての情動症状は，彼が適応障害と診断される可能性を生じさせる．この男の子の欠陥は認知症の診断を満たすほど重症ではない．

「知的能力障害（知的発達症/知的発達障害）」鑑別診断（13頁）

12 正解 **B．患者は7歳の男の子で，全検査IQが65，かつ適応機能における重度の障害がある．**

解説：この男の子には知的能力障害（知的発達症）と診断するのに十分な情報がある．全般的発達遅延の診断は，知的発達障害と診断するのに十分な情報がない場合に用いられる． 「全般的発達遅延」（15頁／手引●18頁）

13 正解 **A．典型的には5歳未満の子どもに診断される．**

解説：全般的発達遅延の診断は，小児期早期には臨床的重症度の妥当性のある評価をすることができない場合に，5歳未満で知的機能のいくつかの領域において期待される発達の里程標に合致しない人のために用意された．この診断は，標準的な検査を受けるには幼すぎる子ども達など，知的機能の系統的評価が施行できない人に使用される．

「全般的発達遅延」（15頁／手引●18頁）

14 正解 **D．全般的発達遅延**

解説：この女の子の欠陥は知的能力障害（知的発達症）を疑わせるかもしれないが，情報が不足しており（例：彼女の症状の発現年齢について），彼女は標準的な検査を受けるには幼すぎるため，その診断をこの症例に下すことはできない．現時点で，この子が認知症，自閉スペクトラム症（中核的な自閉スペクトラム症カテゴリーの症状の証拠がない），協調運動に関連した限局性の障害，または限局的な学習領域の弱点（それは一般的に学童期まで診断できないであろう）をもっていることを示唆する情報はない．

「全般的発達遅延」（15頁／手引●18頁）

15 正解 **B．対人的相互反応で非言語的コミュニケーション行動を用いることの欠陥**

解説：自閉スペクトラム症のDSM-5基準Aには，3つの症状群（設問の選択肢A，B，およびCに要約されている）すべてが満たされなければならない，と明記されている．この男の子の非言語的コミュニケーションは障害されていないと報告されている（自閉症診断観察検査のような標準的手法によって確認されるべきだが）．現病歴に基づいて，彼をDSM-5における自閉スペクトラム症と診断することはできない．基準Bを満たすには，少なくとも2つの症状群が満たされる必要がある．その男の子は「強度または対象において異常なほど，きわめて限定され執着する興味」をもっているが，基準B（常同的または反復的な身体の運動，物の使用，または会話；同一性への固執，習慣への頑なこだわり，または言語的,非言語的な儀式的行動様式；感覚刺激に対する過敏さまたは鈍感さ，または環境の感覚的側面に対する並外れた興味）の範疇から少なくとももう1つの症状をもつことが必要だろう．

「自閉スペクトラム症/自閉症スペクトラム障害」診断基準（29頁／手引●26頁）

16 正解 **B．自閉スペクトラム症の症状は通常5〜6歳以降まで目立たない．**

解説：発症年齢と発症様式の詳細は重要であり，病歴において注意されるべきである．自閉スペクトラム症の症状は典型的には生後2年目（月齢12〜24カ月）の間に気づかれるが，発達の遅れが重度であれば12カ月よりも早くみられるかもしれず，症状がより軽微であれば24カ月以降に気づかれることがある．発症様式についての記述には，初期の発達の遅れ，または社会的技能か言語的技能のなんらかの喪失に関する情報が含まれるかもしれない．これらの技能が喪失してしまった場合では，両親や養育者から社会的行動か言語的技能の緩徐なまたは比較的急速な悪化についての病歴が得られるかもしれない．典型的には，このことは月齢12〜24カ月の間に起こると考えられ，少なくとも2年間の正常発達の後に発達の退行が生じるまれな症例（以前は「小児期崩壊性障害」と記述されたもの）とは区別される．

「自閉スペクトラム症/自閉症スペクトラム障害」症状の発展と経過（38頁）

17 正解 D. 物体の一部に持続的に熱中すること

解説：DSM-5 では，物体に関する以前の要件は以下のように言い換えられている．基準 B3 の「強度または対象において異常なほど，きわめて限定され執着する興味（例：一般的ではない対象への強い愛着または没頭，過度に限局したまたは固執した興味）」．DSM-5 の基準 B4 では「光または回転する物への強い興味」と記述されている．DSM-5 では，"物体の一部"に熱中することに関する記述はない（DSM-Ⅳ自閉性障害の基準 A3d）．
「自閉スペクトラム症/自閉症スペクトラム障害」診断基準（29 頁／手引❷ 26 頁）

18 正解 B. 自閉スペクトラム症

解説：この子は，DSM-Ⅳでは，アスペルガー障害または特定不能の広汎性発達障害の基準を満たしたかもしれない．DSM-5 の自閉スペクトラム症は，アスペルガー障害と特定不能の広汎性発達障害を包含した．その女の子の形式的な言語技能は損なわれていないが，自閉スペクトラム症で特に障害されるのは，社会的コミュニケーションのための言語の使用である．特定の言語の遅れは，必要とされていない．彼女は，基準 A の 3 つの構成要素（相互の対人的-情緒的関係の欠落，対人的相互反応で非言語的コミュニケーション行動を用いることの欠陥，および人間関係を発展させ，維持し，それを理解することの欠陥）と，基準 B の 2 つの構成要素（強度または対象において異常なほど，きわめて限定され執着する興味；感覚刺激に対する過敏さまたは鈍感さ，または環境の感覚的側面に対する並外れた興味）のすべてを満たしている．　　「自閉スペクトラム症/自閉症スペクトラム障害」診断的特徴（34 頁）

19 正解 E. 非言語的コミュニケーション行動の欠陥

解説：これらの症状は，DSM-5 における自閉スペクトラム症の基準に関する基準 A2 に記載されている「非言語的コミュニケーション行動の欠陥」の例である．　　　　「自閉スペクトラム症/自閉症スペクトラム障害」診断的特徴（34 頁）

20 正解 **A.** 自閉スペクトラム症に特徴的な行動，興味，または活動の限定された反復的な様式

解説：DSM-5 において，この患者にみられる自閉スペクトラム症に関連する「行動，興味，または活動の限定的で反復的な様式」(基準 B) の範疇の症状には，「常同的または反復的な身体の運動，物の使用，または会話；同一性への固執，習慣への頑なこだわり，または言語的，非言語的な儀式的行動様式；および強度または対象において異常なほど，きわめて限定され執着する興味」が含まれている．自閉スペクトラム症と診断するためには，彼は(基準 A を満たすとともに)この基準 B の範疇における 4 つの症状のうち 2 つを有していればよい．なお基準 B の 4 番目の症状（この患者ではみられない）は，「感覚刺激に対する過敏さまたは鈍感さ，または環境の感覚的側面に対する並外れた興味」である．　「自閉スペクトラム症/自閉症スペクトラム障害」診断的特徴 (34 頁)

21 正解 **A.** 正

解説：この青年は基準 A の 3 つの症状のすべてを示している．彼の症状は，小児期の発症を必要とする基準 C を満たしている．そして彼は，機能に臨床的に意味のある障害が必要であるとする基準 D を満たしている．彼は基準 B の症状を 1 つ（常同または反響言語）しかもっておらず，その診断には 2 つが必要とされてはいるが，彼には執着と強迫の病歴があるという事実により，その基準が満たされているので，彼は自閉スペクトラム症の診断を満たしている．
「自閉スペクトラム症/自閉症スペクトラム障害」診断基準 (29 頁／手引➡26 頁)

22 正解 **E.** 非言語的コミュニケーションの欠陥

解説：自閉スペクトラム症の基準 A では，非言語的コミュニケーションの欠陥が症状の 1 つとしてあげられている．他の選択肢には，DSM-5 本文によれば「知的および適応機能の技能間での乖離が大きいことが多い」と記されている診断を支持する関連特徴が示されている．
「自閉スペクトラム症/自閉症スペクトラム障害」診断基準 (29 頁／手引➡26 頁)，診断を支持する関連特徴 (37 頁)

23 正解 A. 社会的コミュニケーションに対してレベル3（非常に十分な支援を要する），限局された反復的な行動に対してレベル1（支援を要する）

解説：DSM-5において，重症度は，社会的コミュニケーションの障害に対して，および限局された反復的な行動に対して別々に記録される．この症例では，社会的コミュニケーションの欠陥は完全に重度であり，レベル3の区分に値する．しかし，限局された反復的な行動は，より軽度であり，最も軽い区分のレベル1を反映している．レベル2は「十分な支援」の必要性を反映した中間の区分である．

「自閉スペクトラム症/自閉症スペクトラム障害」特定用語（33頁）

24 正解 B. 認知症を伴う，または伴わない

解説：特定用語「認知症を伴う，または伴わない」は，自閉スペクトラム症の診断基準に含まれていない．

「自閉スペクトラム症/自閉症スペクトラム障害」診断基準（29頁／手引●26頁）

25 正解 D. 複数の領域にわたる退行が2～3歳以降に生じる．

解説：複数の領域にわたる退行が2～3歳以降に生じることもあるが，自閉スペクトラム症の症状の発展経過として典型的ではない．DSM-5で述べられているように，自閉スペクトラム症の子どもの中には，生後2年の間にしばしば社会的行動または言語の使用における緩徐または急速な悪化を伴うような発達の停滞や退行を経験する子どもがいる．そのような喪失は他の障害ではまれであり，自閉スペクトラム症に対して有用な"警告"となるかもしれない．さらに独特でより十分な医学的検査が必要となるものは，社会的コミュニケーションどころではない技能の喪失（例：自己管理，排泄，運動技能の喪失），または2歳の誕生日の後に起こってくる技能の喪失である．

「自閉スペクトラム症/自閉症スペクトラム障害」症状の発展と経過（38頁）

26 正解 B. 誤

解説：設問で記述されているこの女の子は自閉スペクトラム症の診断基準をまったく満たしていない．多くの定型発達中の年少の子どもが強い好みをいだき，反復（例：同じ食物を食べる，同じビデオを何度も観る）を楽しむため，未就学児では自閉スペクトラム症の診断特徴である限定された反復的な行動を識別することは困難となることがある．臨床的な識別は，行動の形式，頻度，および強度に基づいて行われる（例：毎日何時間も物を一列に並べ，その中のどれかを動かされると強い苦痛を感じる子ども）．

「自閉スペクトラム症/自閉症スペクトラム障害」症状の発展と経過（38頁）

27 正解 B. 思春期における行動面の悪化

解説：自閉スペクトラム症をもつほとんどの青年は行動面で改善する．少数のみがさらに悪化する．

「自閉スペクトラム症/自閉症スペクトラム障害」症状の発展と経過（38頁）

28 正解 C. 自閉スペクトラム症

解説：小児期の良好な社会的およびコミュニケーション技能と長年の交友関係の既往は自閉スペクトラム症に一致しない．特に統合失調症に関して，DSM-5本文には「小児期発症の統合失調症は通常，正常または正常に近い発達期間の後に発症する．社会的障害および非定型的興味や信念を呈する前駆期がみられ，それが自閉スペクトラム症にみられる社会的欠陥と混同されうる．幻覚および妄想は統合失調症を定義する特徴であり，自閉スペクトラム症の特徴ではない」と記載されている．

「自閉スペクトラム症/自閉症スペクトラム障害」鑑別診断（41頁）

29 正解 E. 通常の学校環境への良好な適応

解説：自閉スペクトラム症の年少の子どもにおいて，社会的およびコミュニケーション技能の欠如は学習を妨げ，特に対人的相互反応を通じての，また

は同年代の仲間と一緒の状況における学習を妨げるかもしれない．家庭において，習慣へのこだわりおよび変化への嫌悪，さらに感覚過敏性は，食事や睡眠を妨げ，日常の世話（例：散髪，歯の手入れ）を著しく困難にするかもしれない．適応的技能は，通常，測定されたIQよりも低い．計画，構成，および変化への対処における著しい困難は，平均以上の知能をもつ学生においてさえ，学業成績に負の影響を及ぼす．成人期では，これらの人は，柔軟性のなさ，および新しいものに対する困難さが持続するため，自立を確立することが困難なことがある．

「自閉スペクトラム症/自閉症スペクトラム障害」自閉スペクトラム症の機能的結果（41 頁）

30 正解 C．選択性緘黙

解説：選択性緘黙の子どもは特定の背景においては適切なコミュニケーション技能をもっており，対人的相互反応における重度の障害および制限された行動様式を示さない．選択性緘黙において，早期発達は典型的には異常がなく，制限され反復的な行動や興味を認めない．DSM-5 では（DSM-Ⅳとは異なり）注意欠如・多動症は自閉スペクトラム症と併存しうる．このような併存症に対しては，特定用語「関連する他の神経発達症，精神疾患，または行動障害」をコードする．自閉スペクトラム症とレット症候群は併存してもよく，その子どもが自閉スペクトラム症の基準も満たしていれば，同様に「関連する既知の医学的または遺伝学的疾患，または環境要因」をコードする．自閉スペクトラム症と知的能力障害の診断基準をすべて満たし，「社会的コミュニケーションや対人的相互反応がその人の非言語的技能の水準に比して意味のあるほど障害されている場合」，すなわち社会的コミュニケーション技能と非言語的技能との間に差異がある場合に，自閉スペクトラム症と知的能力障害は併存しうる．反復的な運動（例：手を叩く）が自閉スペクトラム症の一部として説明できない場合は，自閉スペクトラム症と常同運動症は併存しうる．通常，自閉スペクトラム症の基準を満たすと同時に他の疾患の基準も満たすときは，両方の疾患が診断される．自閉スペクトラム症では追加診断される併存症が多い（自閉スペクトラム症を有する人の約 70% が併存する 1 つの精神疾患を，40% が併存する 2 つ以上の精神疾患をもっている）．

「自閉スペクトラム症/自閉症スペクトラム障害」併存症（43 頁）

31 正解 C. 症状の持続期間は少なくとも12カ月である.

解説：注意欠如・多動症の基本的特徴は，機能または発達を妨げるほどの**不注意**と**多動性-衝動性**，またはそのいずれかの広汎な様式であり，その症状は少なくとも6カ月持続したことがあり，その程度は発達の水準に不相応で，社会的および学業的/職業的活動に直接的な悪影響を及ぼすほどである．注意欠如・多動症は小児期に発症する．いくつもの症状が12歳になる前に出現するという要件は，小児期に相当な臨床症状があることの重要性を示している．この障害の症状は複数の状況（例：家庭と学校，職場）で存在する必要がある．通常，複数の状況における実質的な症状の確認は，その状況でその人を見ていた人に情報を求めることなしには正確に行えない．

「注意欠如・多動症/注意欠如・多動性障害」
診断基準（44頁／手引⊃30頁），診断的特徴（47頁）

32 正解 C. 注意欠如・多動症，不注意優勢に存在

解説：この患者には注意欠如・多動症の不注意症状群のうち6つの症状があり，この障害の基準を満たす．彼女にはワーキングメモリーと処理速度の弱さ，および課題を期限内にこなせない（特に書くこと）という，注意欠如・多動症に共通する関連特徴がある．彼女の書くことの困難が書字に関する一次的障害に続発する，あるいはいずれか他の限局性学習症があるとする検査や病歴の証拠はない．

「注意欠如・多動症/注意欠如・多動性障害」鑑別診断（51頁）

33 正解 D. 注意欠如・多動症，多動・衝動優勢に存在

解説：この少年は注意欠如・多動症の多動・衝動症候群における主要な特徴をすべて備えている．彼は現段階では不注意や学業的機能の障害をみせていないが，学業がより複雑で退屈となり，学業に対する要求度が高まるにつれ，これがより大きな問題となる可能性は高い．注意欠如・多動症でしばしばみられるように，彼の行動は仲間達をいくらか遠ざけているが，特に彼が友情関係を求めていることから，自閉スペクトラム症を併発している証拠は

ない．彼は「不注意または多動性-衝動性の症状のうちいくつかが2つ以上の状況（例：家庭，学校，職場；友人や親戚といるとき；その他の活動中）において存在する」点において基準Cを，「これらの症状が，社会的，学業的，または職業的機能を損なわせているまたはその質を低下させているという明確な証拠がある」点において基準Dを満たす．

「注意欠如・多動症/注意欠如・多動性障害」鑑別診断（51頁）

34 正解 D．注意欠如・多動症，部分寛解

解説：これは息子や娘が注意欠如・多動症と診断された後で治療を求める親のよくある話で，親は自分の小児期との類似性に気づく．この男性は小児期に注意欠如・多動症の病歴をもっていた可能性があるが，さらに反抗挑発症の**既往**歴が疑われる．現在では，彼が規則に従うことに困難があるという証拠がなく，落ち着きがないとはもはやいえない事実は，注意欠如・多動症の発達過程にはよくあることである．現在では，彼の注意欠如・多動症症状は，不注意症状群（注意を持続することの困難，課題や活動を順序立てることの困難，忘れっぽさ）の3つの症状と，1つのはっきりした衝動性（いらだち）の症状だけである．彼がその症状のいくつかだけをもつようになったときから，注意欠如・多動症，**部分寛解**の診断が妥当であり，それはDSM-5に用意されている．また，彼の仕事の予定と不十分な睡眠がどの程度，彼の苦痛に関与しているかについては不明である．

「注意欠如・多動症/注意欠如・多動性障害」鑑別診断（51頁）

35 正解 A．自閉スペクトラム症

解説：同世代の子どもと遊ぶことを楽しんでおり，仲間にも好かれていることから特に，この男の子が他人との関係性に関する障害をもっている証拠がない．彼には注意欠如・多動症の徴候と症状があり，（遺伝学的および神経学的評価が必要かもしれないが）注意欠如・多動症と関連する可能性のあるいくつかの神経学的微細徴候と小奇形を伴う．彼は（また心理士に検査してもらうことによって評価されるべき）読字における関連する限局性学習症，および反抗的行動が単に不注意によるものではないので，反抗挑発症の併存

診断をもつかもしれない．

「注意欠如・多動症/注意欠如・多動性障害」鑑別診断（51頁）

36 正解 E．5%

解説：人口調査によると，ほとんどの文化圏で，子どもの約5%に注意欠如・多動症が生じることが示されている．注意欠如・多動症の有病率の地域差は，主に診断および方法論における違いによって生じる．しかし，文化によって子どもの行動に対する態度や解釈の違いは存在しうる．米国では，臨床的に認められる率は，白人よりもアフリカ系やラテン系で低くなる傾向にある．情報提供者による症状評価は子どもや情報提供者の所属する文化に影響を受けるかもしれず，このことはある文化で適切とされる習慣が注意欠如・多動症の評価に関連することを示している．

「注意欠如・多動症/注意欠如・多動性障害」
有病率（48頁），文化に関する診断的事項（50頁）

37 正解 C．2.5%

解説：人口調査によると，ほとんどの文化圏で，成人の約2.5%，子どもの約5%に注意欠如・多動症が生じることが示されている．

「注意欠如・多動症/注意欠如・多動性障害」有病率（48頁）

38 正解 A．男女比は2：1である．

解説：一般人口において注意欠如・多動症は女性より男性に多く，小児期で約2：1，成人期で約1.6：1である．女性は男性よりも，主に不注意の特徴を示す傾向がある．

「注意欠如・多動症/注意欠如・多動性障害」性別に関連する診断的事項（50頁）

39 正解 B．MRI検査での全脳体積の減少

解説：注意欠如・多動症の診断に用いられる生物学的指標は存在しない．同

年代と比較した場合，集団として注意欠如・多動症の子ども達は，MRI検査での全脳体積の減少，脳波検査での徐波の**増加**，および前頭葉に比べて後頭葉皮質の成熟に**遅れ**を示す可能性がある．

「注意欠如・多動症/注意欠如・多動性障害」診断を支持する関連特徴（48頁）

40 正解 E. 物質使用障害の危険性の低下

解説：注意欠如・多動症をもつ子どもは，注意欠如・多動症をもたない同年代の子どもよりも，青年期に素行症を，成人期に反社会性パーソナリティ障害を発症する可能性が有意に高く，その結果物質使用障害および受刑の可能性が上昇する．素行症または反社会性パーソナリティ障害を発症する場合は特に，それらの結果としての物質使用障害の危険性が高まる．

「注意欠如・多動症/注意欠如・多動性障害」注意欠如・多動症の機能的結果（50頁）

41 正解 C. アルツハイマー病の危険性の上昇

解説：注意欠如・多動症をもつ人において，アルツハイマー病の危険性は評価されていない．注意欠如・多動症をもつ人における同年代の仲間関係は，仲間からの拒絶，無視，またはいじめによってしばしば崩壊する．注意欠如・多動症をもつ子どもは，注意欠如・多動症のない同年代の子どもよりも，青年期に素行症を，成人期に反社会性パーソナリティ障害を発症する可能性が有意に高く，その結果物質使用障害および受刑の可能性が上昇する．注意欠如・多動症をもつ人は同年代の子どもよりも怪我をしやすい．注意欠如・多動症をもつ運転者では交通事故や違反がより頻回である．

「注意欠如・多動症/注意欠如・多動性障害」注意欠如・多動症の機能的結果（50頁）

42 正解 D. 適応障害，不安と抑うつ気分の混合を伴う

解説：この男の子にみられる不注意は，母親の病気とそれに引き続く成績低下に反応した不安と抑うつ症状と関連している．注意欠如・多動症に関する不注意は，不安症群の症例でみられるかもしれない心配や反芻とは関連がない．

「注意欠如・多動症/注意欠如・多動性障害」鑑別診断（51頁）

43 正解 B．注意欠如・多動症および重篤気分調節症

解説：この男の子の気分症状は注意欠如・多動症のみでは説明できず，これらは重篤気分調節症の特徴である．注意欠如・多動症はそれ自体でこのレベルの感情症状とは関連しない．双極性障害の診断を受けるのは前思春期照会例の1％未満であることから，この年齢層における双極性障害の診断は，特に「躁」の周期が1日未満である場合，きわめて慎重になされるべきである．双極性障害をもつ若者は活動の増加を認めるかもしれないが，これは挿話性で気分に応じて変化し，目標指向的である．したがって，この子どもの易怒性と多動は双極性障害に該当しない．

「注意欠如・多動症/注意欠如・多動性障害」鑑別診断（51頁）

44 正解 A．反抗挑発症は，不注意と多動性-衝動性が混合して存在する注意欠如・多動症の子どもの約半数，不注意が優勢に存在する注意欠如・多動症の子どもの約1/4に併発する．

解説：臨床場面において，注意欠如・多動症の基準を満たす症状をもつ人に，併存障害が存在することはよくある．一般人口において，反抗挑発症は，不注意と多動性-衝動性が混合して存在する注意欠如・多動症の子どもの約半数，不注意が優勢に存在する注意欠如・多動症の子どもの約1/4に併発する．重篤気分調節症をもつ子どもと青年のほとんどが，注意欠如・多動症の基準を満たす症状ももっているが，注意欠如・多動症をもつ子どもが重篤気分調節症の基準を満たす症状をもつ割合はより少ない．限局性学習症では注意欠如・多動症を併発することがよくある．注意欠如・多動症をもつ人達の一部に不安症群とうつ病が生じることは，一般人口に比べれば多い．注意欠如・多動症をもつ成人の一部に間欠爆発症が生じることは，一般人口水準以上の割合である．成人においては，反社会性パーソナリティ障害および他のパーソナリティ障害群と注意欠如・多動症が併発するかもしれない．注意欠如・多動症に併発するかもしれない他の障害として，強迫症，チック症群，および自閉スペクトラム症などがあげられる．

「注意欠如・多動症/注意欠如・多動性障害」併存症（54頁）

45 正解 E. 読字障害，算数障害，書字表出障害，および特定不能の学習障害のDSM-Ⅳ診断に代わるものである．

解説：限局性学習症のDSM-5診断は，読字障害，算数障害，書字表出障害，および特定不能の学習障害のDSM-Ⅳ診断を合わせたものである．限局性学習症にみられる困難は4つの理由で"特異的"とみなされる．1つ目の理由は，それらが知的能力障害群〔知的能力障害（知的発達症），全般的発達遅延，聴覚または視覚障害，あるいは神経系または運動症群〕によらないことである（基準D）．2つ目の理由は，その学習困難が，経済的または環境的不利益，長期間の欠席，またはその人の地域社会において通常提供されるような教育の不足といった，より一般的な外的要因によるものではないということである．3つ目の理由は，その学習困難が，学業的技能を学習することにおける問題にしばしば関連するが神経学的徴候の存在によって区別できるような神経疾患（例：小児脳卒中）または運動症群，または視覚または聴覚障害によるものではないということである．最後の理由は，その学習困難が1つの学業的技能や領域（例：単語を読むこと，数値を訂正したり計算したりすること）に限られている場合があるということである．
「限局性学習症/限局性学習障害」診断基準（56頁／手引➡34頁），診断的特徴（59頁）

46 正解 C. 通常，学業成績と知能指数の間に2標準偏差（SD）以上の乖離がある．

解説：DSM-Ⅳでは，その人の標準化検査での到達度が，年齢，学校教育，および知能水準に応じて期待されるものよりも「十分に低い」ことが明記されていた．DSM-5本文では，学業的技能は1つの連続体として分布するため，その人が限局性学習症をもつかもたないかを鑑別できる固有の境界点は存在しないことが，さらに明確にされている．このように，明らかに低い学業成績を構成しているもの（例：年齢で期待されるより十分低い学業的技能）を特定するために使用される閾値は，どれもがかなり恣意的なものである．ある学習領域内において，1つ以上の標準化された検査または下位検査での到達度が低い得点であること（つまり，その年齢における一般人口の平均値より1.5標準偏差以下，標準得点換算で78以下，7パーセンタイル以

下）は，診断の確実性を最も高めるものとして必要とされる．しかし，正確な得点は用いられた個々の標準化検査によって異なるだろう．学習困難が，臨床評価，学歴，通知表，テストの得点が一致して支持的な証拠となっている場合には，臨床判断に基づいて，より寛大な閾値が使用されるかもしれない（例：その年齢における一般人口の平均値より 1.0〜2.5 標準偏差低い）．さらに，標準化検査はすべての言語で利用できるわけではないため，診断は，利用可能な検査法における得点を臨床的に判断することに一部基づいてなされることもある．　　　　　　　　「限局性学習症/限局性学習障害」診断的特徴（59頁）

47 正解 E. 限局性学習症には4つの正式な下位分類がある．

解説：DSM-5 では，限局性学習症の正式な下位分類はない．読字，書字表出，算数の分野での学習の欠陥は，異なる特定用語としてコードがつけられる．　　　　　　　　　　　　　「限局性学習症/限局性学習障害」鑑別診断（67頁）

48 正解 C. 限局性学習症は男性と女性に等しくみられる．

解説：限局性学習症は女性より男性において多くみられる（男女比はおよそ 2〜3：1 の範囲であり，確認時の先入観，定義や評価法のばらつき，言語，人種，または社会経済的状況のような要因によるものとは考えられない）．読字，書字，および算数の学習領域にわたる限局性学習症の有病率は，異なる言語や文化にまたがる学齢期の子どもにおいて 5〜15％ である．成人における有病率は知られていないが，約 4％ のようである．

「限局性学習症/限局性学習障害」有病率（63頁），性別に関連する診断的事項（67頁）

49 正解 C. 同定されている併存群には，重度の読字障害；細かな運動の問題および書字の問題：算数，読字，および全体的な運動計画の問題が含まれている．

解説：限局性学習症は，神経発達症（例：注意欠如・多動症，コミュニケーション症群，発達性協調運動症，自閉スペクトラム症）または他の精神疾患（例：不安症群，抑うつ障害群，双極性障害群）と併発することが多い．こ

れらの併存症は限局性学習症の診断を必ずしも除外しないが，同時に起こるこれらの疾患は，単独で学習を含む日常生活の活動を妨げるため，検査および鑑別診断をより困難にするかもしれない．このため，そのような障害が学習の困難さによるものとするには，臨床的な判断が要求される．基準Aに記述されている根本的な学業的技能を学習することの困難さが別の診断で説明できるような所見がある場合は，限局性学習症の診断を下すべきではない．併存疾患は一般に経過や治療に影響を及ぼし，子どもや青年を評価するときは併存疾患を列挙するべきである．

「限局性学習症/限局性学習障害」併存症（68頁）

50 正解 **A.** 発達性協調運動症をもつ子どもの中には，抑えられていない手足での舞踏病様運動または鏡像運動のような付加的な（通常は抑圧されている）動作を見せるものがいる．

解説：発達性協調運動症でみられる舞踏病様運動または鏡像運動に関して，DSM-5には「これらの"溢れ出す"動きは，神経学的異常というよりも，**神経発達の未成熟や神経学的微細徴候**と呼ばれている．最新の文献および臨床実践のどちらにおいても，これらの診断上の役割はいまだ明らかではなく，さらなる評価が必要である」と記載されている．5〜11歳の子どもにおける発達性協調運動症の有病率は5〜6%である（7歳の子どもでは1.8%が重度の発達性協調運動症と診断され，3%が発達性協調運動症の可能性が高いと診断される）．成人期では，複雑で機械的な運動技能を用いるような課題を新たに学習する際に，引き続き困難さを認める場合が多い．発達性協調運動症は妊娠中のアルコール曝露後，早産児および低出生体重児においてより多くみられる．発達性協調運動症では，視覚運動知覚と空間把握能力のどちらにも欠陥が見いだされており，これらの欠陥は，要求される運動の複雑さが増すにつれ，すばやい運動調節の能力に影響を与える．

「発達性協調運動症/発達性協調運動障害」診断を支持する関連特徴（71頁），
有病率（71頁），危険要因と予後要因（72頁）

51 正解 **E.** 小脳機能不全が発達性協調運動症に関与していると想定されている.

解説:通常,発達性協調運動症は5歳以前に診断されることはなく,その経過は1年の追跡調査では変動がないことが示されている.約50〜70%の症例において,症状は青年期になっても続いている.出生前のアルコール曝露,早産,および低出生体重は,危険要因となりうる.

「発達性協調運動症/発達性協調運動障害」症状の発展と経過(71頁)

52 正解 **C.** その行動は医学的治療を要する自傷による身体損傷を起こす.

解説:その反復行動によって自傷を起こすこともあるが,それは診断の基準ではない.他の選択肢はすべて常同運動症の診断の基準を表している.

「常同運動症/常同運動障害」診断基準(74頁/手引 ○ 38頁)

53 正解 **E.** 常同運動は典型的には生後1年以内に始まる.

解説:その運動は典型的には生後3年以内に始まる.単純な常同運動は乳幼児期によくみられ,運動制御の習得にかかわっているかもしれない.複雑な常同運動を発症した子どもでは,約80%が生後24カ月以前,12%が24〜35カ月,8%が36カ月以降に症状が出現する.

「常同運動症/常同運動障害」症状の発展と経過(76頁)

54 正解 **C.** チックの頻度は増減することがあるが,最初にチックが始まってから1年以上は持続している.

解説:選択肢Cのみが,トゥレット症のDSM-5診断の基準である.DSM-Ⅳの基準Bでは,チックは「1年以上の期間」持続している必要があり,「この期間中,3カ月以上連続してチックが認められない期間はなかった」と明記されていた.DSM-5では,この基準は,最初にチックが始まってから1年以上はチックが持続していなければならないという要件に単純化された.

「チック症群/チック障害群」診断基準(79頁/手引 ○ 39頁)

55 正解 B. 暫定的チック症

解説：1年未満の1種類または多彩な運動および/または音声チックの存在は，暫定的チック症の基準AおよびBを満たしている．これはチックが1年以上存在していなければならないトゥレット症とは対照的である．このため，選択肢Aは誤っている．一時的チック症（選択肢C）などという疾患は存在しない．この要約の男の子は，運動と音声チックの両方をもっており，それらの存在が1年未満であるため，持続性（慢性）音声チック症（選択肢D）は誤っている．問題がDSM-IV診断を尋ねているならば，一過性チック障害，反復性（選択肢E）は正しかったであろう．しかし，一過性チック障害は，DSM-5で改訂され，「暫定的チック症」と改名されている．

「チック症群/チック障害群」診断基準（79頁／手引○39頁）

56 正解 B. 診断基準を満たすためには，彼女のチックは，最初にチックが始まってから1年以上持続しており，3カ月連続してチックが認められない期間がないことが必要である．

解説：「持続性（慢性）運動または音声チック症」のDSM-5基準では，チックの頻度は増減することがある．もはや，チックが認められない期間の要件も存在しない．したがって，選択肢Cは正しく，選択肢Bは誤った記述である．選択肢AとDは，DSM-IVとDSM-5の両者におけるこの分類の正しい診断基準である．DSM-5では「運動チックのみを伴う」または「音声チックのみを伴う」を特定できるため，選択肢Eは正しい．

「チック症群/チック障害群」診断基準（79頁／手引○39頁）

57 正解 B. 特定不能のチック症

解説：その要約で示されている情報からは，特定不能のチック症（選択肢B）が最も適した解答である．このカテゴリーには，そのチックが医薬品によるものなのか原発性なのかが不確かである症状が含まれている．定義によれば，すべてのチック症について発症は18歳以前でなければならない．18歳以降に発症するチックは特定不能のチック症と診断されるであろう．その

学生は高機能であり，（その要約で示されている限られた詳細に基づくと）彼女の生活には意味のある障害がなく，そして薬物前駆体であるため乱用の可能性はほとんどないであろうリスデキサンフェタミンメシル酸塩（Vyvanse）を服用していることから，選択肢 E は誤りである．

「チック症群/チック障害群」鑑別診断（85 頁）

58 正解 E. 受容−表出混合性言語障害または広汎性発達障害の基準を満たさない．

解説：選択肢 A〜D は言語症の DSM-5 診断基準を構成している．この診断は DSM-IV の表出性言語障害と受容−表出混合性言語障害に取って代わった．選択肢 E は，DSM-IV における表出性言語障害の基準であるので，正しくない．DSM-IV とは対照的に DSM-5 では，ある人が広汎性発達障害の基準を満たすことにより，言語症と診断されることを除外するものではない．

「言語症/言語障害」診断基準（17 頁／手引●23 頁）

59 正解 D. 症状の始まりは発達期早期である．

解説：DSM-5 の語音症の診断は，DSM-IV の音韻障害の診断に代わるものである．DSM-IV によると，音韻障害の分類の基準 A は「年齢およびその地域の言葉として適切であると発達的に期待される音声を用いることのできないこと」である．これは DSM-5 では「コミュニケーションを妨げるような語音の産出の持続的な困難さ」の存在により基準 A が満たされるというように修正されている．したがって選択肢 B は誤りである．また語音症の症状の始まりに特定の年齢はないが，基準 C には症状の始まりは発達期早期でなければならないと明記されている．したがって選択肢 A と E は誤りで，D が正解である．語音症の基準 B では，語音の産出から生じる困難さは社会参加，学業成績，または職業的能力における個人の機能を妨げることが必要とされているので，選択肢 C は誤った文章である．

「語音症/語音障害」診断基準（20 頁／手引●23 頁）

60 正解 C. 語音症

解説:この要約では,その子が示している「会話のわかりやすさを妨げるような,語音の産出の持続的な困難さ」は,効果的なコミュニケーションに制限をもたらし,社会参加を妨げている.加えて,彼の症状は先天性または後天性の医学的疾患によるものではなく,症状の始まりは発達早期である.これらは語音症の基準である.その男の子のコミュニケーションの困難さは,特定の状況でのコミュニケーションの欠如というよりもむしろ語音の産出にあるので,選択肢 A は誤っている.選択的に緘黙している子どもは,語音の産出に困難さをかかえてはいない.語音の産出の困難さを除いて,その男の子は他者とうまく対人関係を築いており,非言語的な合図を理解しているので,選択肢 B もまた誤っている.その男の子は回避性パーソナリティ障害と診断するには幼すぎるため,選択肢 D は誤っている.そのような行動様式は成人期早期に明らかとなるものである.最後に,その男の子はなんらかの不安症状をかかえているかもしれないが,これは付加的な情報なしに評価することが困難である.したがって,選択肢 E は誤っている.

「語音症/語音障害」診断基準(20 頁/手引●23 頁)

61 正解 E. 言語症および注意欠如・多動症

解説:この問題は DSM-5 診断を尋ねており,表出性言語障害および受容-表出混合性言語障害は DSM-Ⅳ によるものなので,選択肢 B は誤っている.それらは現在,DSM-5 で言語症に統一されている.その少年は言語産出とおそらく言語理解の両方に持続的な困難さをかかえているため,選択肢 A の言語症は考慮すべき重要な鑑別診断である.その少年は,命令を理解するためにもう 1 度繰り返して指示する必要があり,コミュニケーションの困難さのために友人と簡単には交流できないかもしれず,このため物静かであると思われる.言葉の挿入(例:「そして」)は,DSM-5 ではもはや発語の障害の 1 つの型であるとは考えられていないので,選択肢 C は誤っている.この少年は課題についていくことが困難であり学業成績が不良であるので,注意欠如・多動症の可能性は考慮されるべきである.したがって,選択肢 E は正解であり,言語症と注意欠如・多動症の両者が診断される可能性がある.

「言語症/言語障害」併存症(20 頁)

62 正解 C. 間投詞

解説：DSM-5 の小児期発症流暢症の診断基準 A では，設問の A，B，D，E の選択肢を含む7つの困難な様式のうち1つ以上が必要である．その他の会話の流暢性における困難は単語が途切れること，聴き取れる，または無言状態での停止，単音節の単語の反復である．"間投詞"（選択肢 C）は DSM-Ⅳ の吃音における流暢性の困難でしかなく，DSM-5 の診断基準からは除外されている．

「小児期発症流暢症（吃音）/小児期発症流暢障害（吃音）」診断基準（23頁／手引➡24頁）

63 正解 A. 社会的（語用論的）コミュニケーション症

解説：社会的（語用論的）コミュニケーション症は，「言語的および非言語的なコミュニケーションの社会的使用における持続的困難さで特徴づけられる DSM-5 の新しい診断名であり，以下のすべてによって明らかになる．すなわち，1）社会的状況に適切な様式で…社会的な目的でコミュニケーションを用いることの欠陥，2）状況や聞き手の要求に合わせてコミュニケーションを変える能力の障害，3）相互関係を調整するための言語的および非言語的な合図の使い方を理解するなど，会話や話術のルールに従うことの困難さ，4）はっきりと示されていないことを理解することの困難さ」によって特徴づけられる．それらの欠陥は，発達期早期より出現しており，機能的制限をもたらす．選択肢 B および C は誤っている．なぜならば，アスペルガー障害はもはや DSM-5 の分類ではなく，さらにこの男の子が自閉スペクトラム症であったとしたら，彼はもっと機能低下があって会話を維持することができないだろう．選択肢 D は，社交不安症は言語的および非言語的コミュニケーションの微妙な差異を理解する能力に影響を及ぼさない，という理由で誤っている．選択肢 E は，この男の子が言語理解または言語産出の困難よりむしろ言語内容の微妙な差異や社会的な適切さに困難がある，という理由で誤っている．

「社会的（語用論的）コミュニケーション症/社会的（語用論的）コミュニケーション障害」
鑑別診断（28頁）

64 正解 A. トゥレット症

解説：チック症群は4つの診断カテゴリーから構成され，各チック症群には階層の順序がある．すなわち，1）トゥレット症，2）持続性（慢性）運動障害または音声チック症，3）暫定的チック症，4）特定不能のチック症である．DSM-5におけるチック症群の基準Eによれば，いったんある階層レベルのチック症と診断されると，それより下位の階層の診断がなされることはない．本症例においては，選択肢Aが正解である．なぜなら，男の子はかつてチック症の最上位階層であるトゥレット症と診断されたからである．それゆえ，この時点で持続性（慢性）運動チック症（選択肢B）と診断されることはない．選択肢C，Dも誤りである．

「チック症群／チック障害群」診断基準（79頁／手引●39頁）

65 正解 B. 思春期前

解説：青年や成人が初めてチックの診断的評価を受けることは珍しくはないが，チックの発症は典型的には思春期前（4〜6歳）の間である．チック症の重症度のピークは10〜12歳付近にあり，その後青年期の間に減弱する．チック症を新規に発症する率は10代の間で減少し，成人期の間でさらに減少する．チックを示唆する異常運動の通常の年齢外の新規発症に対して臨床家は注意すべきである．　「チック症群／チック障害群」症状の発展と経過（83頁）

66 正解 E. 運動常同症

解説：この男の子の運動はチックではなく常同運動である．**運動常同症**は，不随意的，律動的，反復的，予測可能な運動で，目的があるようにみえるが明らかな適応的な機能または目的はなく，そして気をそらすことにより停止するものとして定義される．**運動常同症**は早期に発症すること（3歳未満），持続時間が長いこと（数秒〜数分），一定で反復的な固定化された様式および部位，活動への没頭による悪化，前兆衝動の欠如，気をそらすことにより停止すること（例：名前を呼ぶまたは体に触れる）からチックと区別できる．病歴は鑑別診断に不可欠である．

舞踏病は，すばやく，でたらめな，持続的，突発的，不規則，予測不可能で，常同性のない活動であるが，それらは通常，両側性で身体の全体（すなわち，顔，体幹，および四肢）に及ぶ．運動の時期，方向，分布は刻々と変化し，運動は自発的な動作を始めようとするとたいていは悪化する．ジストニアは主動筋と拮抗筋の両方が同時に持続的に起こる痙縮であり，ゆがんだ姿勢または身体各部分の運動を引き起こす．ジストニア姿勢は自発的運動をすることがきっかけでしばしば引き起こされ，睡眠中にはみられない．この男の子の運動はこれらのカテゴリーに合致しない．

「常同運動症/常同運動障害」鑑別診断（77 頁）

67 正解 E. 上記のすべて

解説：多くの医学的疾患と精神疾患がチック症群に併発することが記載されているが，注意欠如・多動症や強迫症および関連症群が特に多い．注意欠如・多動症をもつ子ども達は，秩序破壊的行動，社会的未熟，学習困難などを示すことがあり，それが学業の進歩や人間関係を妨げ，チック症によるものよりも大きな障害を引き起こすかもしれない．チック症群をもつ人はまた，他の運動障害やうつ病性障害，双極性障害，または物質使用障害といった他の精神疾患をもつ可能性がある．

「チック症群/チック障害群」併存症（86 頁）

68 正解 C. 4〜5 歳

解説：社会的（語用論的）コミュニケーションは，会話や言語における適切な発達の進歩に左右されるので，社会的（語用論的）コミュニケーション症の診断が 4 歳未満の子ども達に下されることはあまりない．ほとんどの子どもは，4 歳または 5 歳までに社会的コミュニケーションに特異的欠陥があることがわかるだけの適切な会話および言語能力を身につけるであろう．この障害の軽症型は，言語や社会的交流がより複雑になる青年期早期まで明らかにならないかもしれない．

「社会的（語用論的）コミュニケーション症/社会的（語用論的）コミュニケーション障害」症状の発展と経過（27 頁）

69 正解 E. 自閉スペクトラム症か限局性学習症のどちらか

解説：自閉スペクトラム症，コミュニケーション症群，または限局性学習症の家族歴は，社会的（語用論的）コミュニケーション症の危険性を上昇させると思われる．注意欠如・多動症と社交不安症（社交恐怖）に由来する欠陥は，社会的コミュニケーション症の症状と重複する可能性があり，鑑別診断において考慮すべき事項かもしれないが，ある個人の家族歴にこれらを認めたとしても，その人の社会的（語用論的）コミュニケーション症の危険性を増加させるとは今のところ知られていない．
「社会的（語用論的）コミュニケーション症/社会的（語用論的）コミュニケーション障害」
症状の発展と経過（27頁）

70 正解 A. 社会的（語用論的）コミュニケーション症

解説：発達早期に始まる限定された興味と反復的な行動，興味および活動の存在が，自閉スペクトラム症と社会的（語用論的）コミュニケーション症の間の第一の診断上の違いである．本症例要約において，この男の子は，行動，興味または活動の限定された反復的な様式についての少なくとも2つの証拠が要求される自閉スペクトラム症の基準Bを満たしていない．さらに，この男の子は自動車と電車に興味をもっているが，これは同年代の男子にとって必ずしも非典型的な興味であるとはいえない．選択肢Eも不正解である．なぜなら，前述の理由のほかに，2つの診断は相互排他的だからである．DSM-5によれば，社会的コミュニケーションと対人相互反応の障害をもっているが，行動または興味の限定された反復的な様式を示さない人は，自閉スペクトラム症ではなく，社会的コミュニケーション症の基準に該当する場合がある．「自閉スペクトラム症の基準を満たす場合，自閉スペクトラム症の診断が社会的（語用論的）コミュニケーション症の診断に取って代わるので，過去または現在の限定的/反復的行動に関しては慎重に病歴を聴取するよう心がけるべきである」．選択肢Dは不正解である．なぜなら，この症例の限られた情報から，母親が彼の言語はもはや問題ではないことを示唆しているからである．同様に，選択肢Cも鑑別診断において考慮すべきであるが，与えられた情報での最適な解答では

ない．
「社会的（語用論的）コミュニケーション症/社会的（語用論的）コミュニケーション障害」
鑑別診断（28頁）

71 正解 **C．4歳**

解説：発達期早期には，初期の言語習得には有意の変異があるので，正常変異と障害との鑑別が困難であるかもしれない．子どもが4歳になるまでには，言語能力はより安定する． 「言語症/言語障害」鑑別診断（17頁）

72 正解 **E．上記のすべて**

解説：言語症は，限局性学習症（読み書き，算数），注意欠如・多動症，自閉スペクトラム症，および発達性協調運動症などの他の神経発達症と強く関連している．また，社会的（語用論的）コミュニケーション症とも関連している．会話障害または言語症の家族歴がしばしばある．
「言語症/言語障害」併存症（20頁）

73 正解 **E．子どもが話すことを学んでいるときに単語を短縮するのは異常である．**

解説：語音の産出には，音韻的知識と，顎，舌，唇，および呼吸の運動を調節する能力の両方が求められる．語音の産出がその子どもの年齢および発達段階において期待されるものになっていない場合に，語音症の診断が下される．発達過程において子どもが話すことを学んでいるとき，しばしば単語や音節を短縮するが，3〜4歳までには会話のほとんどが理解可能なものとならなければならない．7歳までには年齢や地域社会の水準に従ってほとんどの語音は明瞭に発音されなければならない．舌足らずな発音は語音症に一般的であり，舌–突出嚥下様式の異常と関連している場合もある．
「語音症/語音障害」（20〜23頁／手引❷23頁）

74 正解 **D．抑うつ**

解説：D以外のすべての選択肢は語音症を診断する際に考慮すべき事項である．聴覚障害による会話の異常と同様に，地域的，文化的な差異を考慮することが重要である．構音障害は運動障害による発語障害を含み，特に年少の子どもにおいては語音症と区別することが困難な場合があることからも，検討されなければならない．選択性緘黙は困惑や内気によって起こることがある．

「語音症/語音障害」鑑別診断（22頁）

75 正解 **A.** 吃音は罹患者の80〜90％が6歳までに発症する．

解説：小児期発症流暢症の鍵となる特徴は，その人の年齢に不適切な，会話の正常な流暢性と時間的構成の障害である．発症年齢の範囲は2〜7歳であり，罹患者の80〜90％が6歳までに発症する．非流暢性は潜行性であることも，突発性であることもあり，気づかれないことさえある（それゆえ，選択肢Bは不正解である）．情動的ストレスまたは不安が吃音を悪化させることがあり，この疾患は時に運動を伴うかもしれない（それゆえ，選択肢CおよびDは不正解である）．

「小児期発症流暢症（吃音）/小児期発症流暢障害（吃音）」（23〜25頁／手引◯24頁）

索 引

数字・欧文

●数字
9q サブテロメリア欠失症候群　136

●A
Attention-Deficit/Hyperactivity Disorder（ADHD）　**44**, 110
───．DSM-5 における　134
Autism Spectrum Disorder（ASD）　**29**, 105
───．DSM-5 における　134

●C
Childhood-Onset Fluency Disorder（Stuttering）　**23**, 101
Communication Disorders　**16**, 99

●D
Developmental Coordination Disorder　**69**, 120

●G
Global Developmental Delay　**15**, 98

●I
Intellectual Developmental Disorder　**5**, **16**, **95**, 99
Intellectual Disabilities　**5**, 95
Intellectual Disability　**5**, 95
IQ　95

●K
Kleefstra 症候群　136, 140

●L
Language Disorder　**17**, 100

●M
Motor Disorders　**69**, 120

●O
Other Neurodevelopmental Disorders　**87**, 129
Other Specified Attention-Deficit/Hyperactivity Disorder　**55**, 116
Other Specified Neurodevelopmental Disorder　**87**, 129
Other Specified Tic Disorder　**86**, 127

●P
Persistent（Chronic）Motor or Vocal Tic Disorder　125
Provisional Tic Disorder　126

●S
Social（Pragmatic）Communication Disorder　**26**, 103
Specific Learning Disorder（SLD）　**56**, 117
───．DSM-5 における　135
Speech Sound Disorder　**20**, 101
Stereotypic Movement Disorder　**74**, 122
Stuttering　**23**, 101

●T
Tic Disorders　**79**, 123
Tourette's Disorder　123

●U
Unspecified Attention-Deficit/Hyperactivity Disorder　**55**, 116
Unspecified Communication Disorder　**29**, 104
Unspecified Intellectual Disability　**16**, 99

Unspecified Neurodevelopmental Disorder　87, 129

Unspecified Tic Disorder　86, 127

和文

●あ

アスペルガー障害　3, 34, 105, 134, 143

●い

遺伝性疾患，自閉症関連　140

●う

運動機能の特定の発達障害　70
運動症群/運動障害群　69, 120
── , DSM-5における　135
運動常同症　85
運動(性)チック　124, 136, 154

●お

汚言　81
汚行　81
音韻障害　100
音声チック(症)　79, 124, 136, 154

●か

カナー型自閉症　34
会話　16
学習症，チック・不安との鑑別　154
学習障害　94
感覚過敏，自閉スペクトラム症　109

●き

気分障害，不安症との鑑別　150
吃音　23, 101, 135, 142
強迫症，チック・不安との鑑別　154

●け

言語　16
言語症/言語障害　17, 100, 135, 143
言語統合運動障害　21
限局性学習症/限局性学習障害　4, 56, 94, 117
── , DSM-5における　135
── の症例　144～147, 148～151

●こ

コミュニケーション　16
コミュニケーション症群/コミュニケーション障害群　2, 16, 99
こだわり，自閉スペクトラム症　109
語音症/語音障害　20, 101, 135, 143
広汎性発達障害　93, 105
── , 特定不能の　134
高機能自閉症　34

●さ

算数障害　117
算数の障害を伴う限局性学習障害　57
暫定的チック症/暫定的チック障害　80, 126, 154
── の症例　152～154

●し

ジストニア　85
自己刺激的な行動，自閉スペクトラム症　110
自傷的行動，常同運動症の　75
自閉スペクトラム症/自閉スペクトラム障害　3, 29, 105, 138, 142
── , DSM-5における　134
── , 成人期の特徴　110
── , 不安症との鑑別　151
── の症例　136～140, 141～144
── を伴わない知的能力障害(知的発達症)　42
自閉性障害　134
持続性(慢性)運動または音声チック症/持続性(慢性)運動または音声チック障害　79, 125, 154
失算症　58, 117
失読症　57, 59, 117
社会的(語用論的)コミュニケーション症/社会的(語用論的)コミュニケーション障害　26, 103, 135, 143
社交不安症(社交恐怖)，全般不安症との鑑別　150
受容性言語障害　135
受容性の能力　17
受容-表出混合性言語障害　100
書字表出障害　117

書字表出の障害を伴う限局性学習障害　57
小児期発症流暢症（吃音）/小児期発症流暢
　　障害（吃音）　23, 101, 135
　　──の症例　141～144
小児期崩壊性障害　34, 105, 134
小児自閉症　34
小児統合運動障害　70
小児不器用症候群　71
衝動性　47, 114
常同運動症/常同運動障害　3, 74, 122, 135
神経学的微細徴候　71
神経発達運動症群　3

●せ

精神遅滞　93, 96, 135
脆弱X症候群　95
全般的知的機能　95
全般的発達遅延　15, 98
全般不安症/全般性不安障害　150
　　──の症例　148～151

●そ

早期幼児自閉症　34

●た

ダウン症候群　95
他の神経発達症群/他の神経発達障害群
　　　　　　　　　　　　　　　　87, 129
他の特定される神経発達症/他の特定され
　　る神経発達障害　87, 129
他の特定されるチック症/他の特定される
　　チック障害　86, 127
他の特定される注意欠如・多動症/他の特
　　定される注意欠如・多動性障害　55, 116
多動性　47, 114
単純性運動チック　81

●ち

チック症群/チック障害群　3, 79, 123, 135
知覚過敏, 自閉スペクトラム症　109
知的機能の定義　96
知的能力障害　2, 5, 95, 138
　　──, DSM-5における　135
　　──, 特定不能の　16
　　──の症例　136～140
知的能力障害群　5, 95

知的発達症/知的発達障害　2, 5, 95, 138
　　──, 特定不能の　16
　　──の症例　136～140
知能　95
注意欠如・多動症/注意欠如・多動性障害
　　　　　　　　　　　　　3, 44, 110, 146
　　──, DSM-5における　134
　　──, チック・不安との鑑別　154
　　──, 不安との鑑別　151
　　──の症例　144～147
注意欠如・多動性障害, DSM-Ⅳの　146

●て

適応機能　97

●と

トゥレット症/トゥレット障害
　　　　　　　　　　　　4, 79, 123, 136, 154
同語反復　81
特定不能のコミュニケーション症/特定不
　　能のコミュニケーション障害　29, 104
特定不能の広汎性発達障害　34, 105, 134
特定不能の神経発達症/特定不能の神経発
　　達障害　87, 129
特定不能のチック症/特定不能のチック障
　　害　86, 127
特定不能の知的能力障害　16, 99
特定不能の知的発達症/特定不能の知的発
　　達障害　16, 99
特定不能の注意欠如・多動症/特定不能の
　　注意欠如・多動性障害　55, 116
読字障害　117
読字の障害を伴う限局性学習障害　57

●は

発達性協調運動症/発達性協調運動障害
　　　　　　　　　　　　　3, 69, 120, 135
反響言語　81
反響動作　81
反抗挑発症, 不安症との鑑別　151
反復的な行動, 自閉スペクトラム症　109

●ひ

非定型自閉症　34
表出性言語障害　100, 135
表出性の能力　17

●ふ

不注意　47, 114
舞踏病　85
複雑性運動チック　81
分離不安症/分離不安障害　153
　──,全般不安症との鑑別　150
　──の症例　152〜154

●み

ミオクローヌス　85

●よ

幼児自閉症　105

●れ

レット障害　105, 134

DSM-5® 好評既刊のご案内

精神医療関係者必携!

精神医療にかかわるすべての方へ

DSM-5® 精神疾患の診断・統計マニュアル

[日本語版用語監修] 日本精神神経学会　[監訳] 髙橋 三郎／大野 裕
[訳] 染矢 俊幸／神庭 重信／尾崎 紀夫／三村 將／村井 俊哉
● B5　頁932　2014年　定価:本体20,000円+税　[ISBN 978-4-260-01907-1]

常に持ち運べるDSM-5のポケット版

DSM-5® 精神疾患の分類と診断の手引

[日本語版用語監修] 日本精神神経学会　[監訳] 髙橋 三郎／大野 裕
[訳] 染矢 俊幸／神庭 重信／尾崎 紀夫／三村 將／村井 俊哉
● B6変型　頁448　2014年　定価:本体4,500円+税　[ISBN 978-4-260-01908-8]

DSM-5の勉強をこれから始める方へ

DSM-5® スタディガイド
1冊で身につく診断と面接の技法

[監訳] 髙橋 三郎　[訳] 塩入 俊樹／森田 幸代／山田 尚登
● B5　頁432　2016年　定価:本体6,000円+税　[ISBN 978-4-260-02543-0]

DSM-5をより使いこなしたい方へ

DSM-5® ガイドブック
診断基準を使いこなすための指針

[監訳] 髙橋 三郎　[訳] 下田 和孝／大曽根 彰
● B5　頁464　2016年　定価:本体9,000円+税　[ISBN978-4-260-02486-0]

症例を通して理解を深めたい方へ

DSM-5® ケースファイル

[監訳] 髙橋 三郎　[訳] 塩入 俊樹／市川 直樹
● A5　頁448　2015年　定価:本体6,000円+税　[ISBN 978-4-260-02144-9]

問題を解きながら学びたい方へ

DSM-5® 診断トレーニングブック
診断基準を使いこなすための演習問題500

[監訳] 髙橋 三郎　[訳] 染矢 俊幸／北村 秀明／渡部 雄一郎
● A5　頁400　2015年　定価:本体4,800円+税　[ISBN978-4-260-02130-2]

臨床で疾患の鑑別に役立てたい方へ

DSM-5® 鑑別診断ハンドブック

[監訳] 髙橋 三郎　[訳] 下田 和孝／大曽根 彰
● B5　頁268　2015年　定価:本体6,000円+税　[ISBN978-4-260-02101-2]

診断面接のポイントを知りたい方へ

DSM-5® 診断面接ポケットマニュアル

[監訳] 髙橋 三郎　[訳] 染矢 俊幸／北村 秀明
● B6変型　頁304　2015年　定価:本体4,000円+税　[ISBN 978-4-260-02049-7]